U0349984

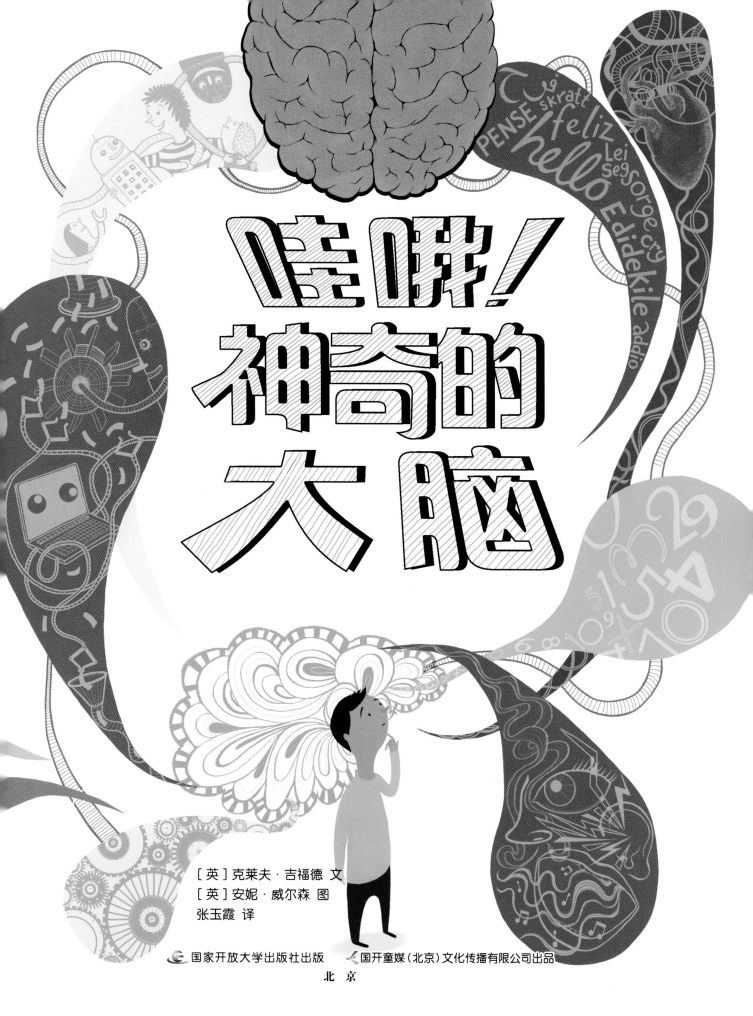

哇哦！神奇的大脑

［英］克莱夫·吉福德 文

［英］安妮·威尔森 图

张玉霞 译

国家开放大学出版社出版　国开童媒（北京）文化传播有限公司出品

北 京

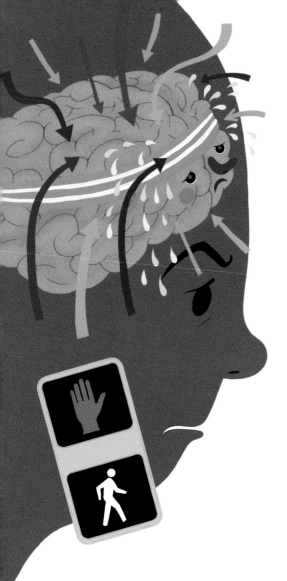

图书在版编目（CIP）数据

哇哦！神奇的大脑 / (英) 克莱夫·吉福德文；
(英) 安妮·威尔森图；张玉霞译. —— 北京：国家开放
大学出版社，2020.12
ISBN 978-7-304-10512-9

Ⅰ.①哇… Ⅱ.①克… ②安… ③张… Ⅲ.①大脑 -
儿童读物 Ⅳ.①R338.2-49

中国版本图书馆CIP数据核字(2020)第167100号

版权登记号　图字：01-2020-4892

WAO！SHENQI DE DANAO

哇哦！神奇的大脑

[英] 克莱夫·吉福德 文　[英] 安妮·威尔森 图　张玉霞 译

出品：国开童媒（北京）文化传播有限公司
出版：国家开放大学出版社
电话：营销中心 010-63290898
　　　总编室 010-63290662
地址：北京市海淀区西四环中路45号
邮编：100039
策划编辑：董沧琦
责任编辑：雷美琴 柳静
美术编辑：苏丽娜
责任印制：胡天蓉
印刷：鹤山雅图仕印刷有限公司
字数：125千字　版次：2020年12月第1版　2020年12月第1次印刷
开本：889mm×1194mm 1/16　印张：5
ISBN 978-7-304-10512-9　定价：68.00元

（如有缺页或倒装，本社负责退换）

Quarto is the authority on a wide range of topics.
Quarto educates, entertains and enriches the lives of
our readers—enthusiasts and lovers of hands-on living.
www.quartoknows.com

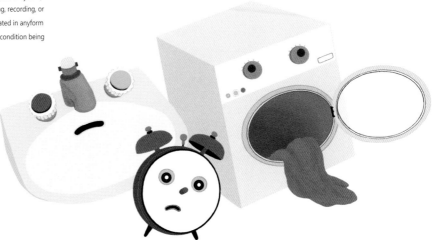

目录

你真的了解大脑吗？

如果你能阅读这句话……那么恭喜！你拥有了自然界最伟大、最复杂，也是最难以琢磨的运转系统——大脑。

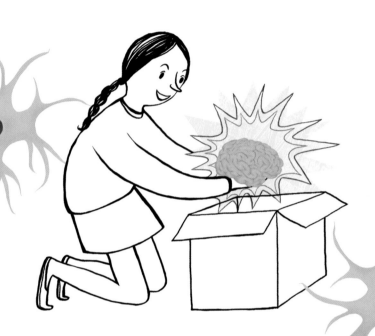

麻雀虽小，五脏俱全

你的大脑比满满一屋子的计算机加起来还要强大，可它消耗的能量还没有一只电灯泡用的多。大脑虽然没有使用说明，但你只需记注：脑筋越动越聪明。

古代思维

古人很少关注他们的大脑。在很久以前的中国，一些大夫认为大脑是肾脏的一部分，古希腊科学家亚里士多德则认为大脑能让心脏和血液保持清凉。而在遥远的古埃及，人们为保存尸体而制作木乃伊时，对大脑更是不屑一顾，他们会用钩子把脑子从鼻孔里拽出来扔掉！

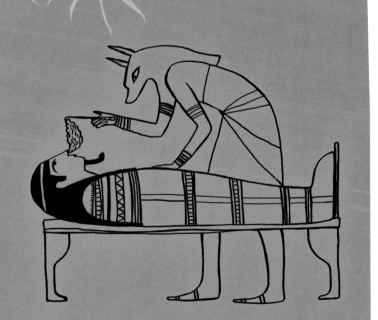

无限可能性

古人的观点其实不难理解，毕竟一团灰粉色且软乎乎的东西不怎么好看。可是，没有它，你无法生存；而有了它，你便能完成数百种不同的任务，记住数以千计的事物和面孔，甚至发明新的东西，比如谱写新的乐谱、打造新的艺术品或是编写前所未有的故事。

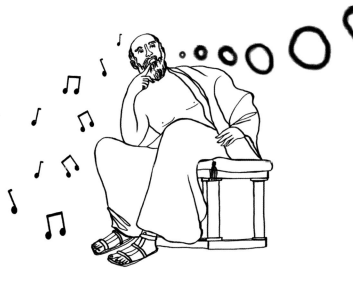

你好!

开心!

谁啊?

我在哪里?

学无止境

与其他生物的大脑不同，人的大脑能让你明辨是非，助你学会多种语言，还能帮你畅想未来。总之，人类能掌握超级多其他生物所没有的技能，并扮演各种特有的角色，这都要归功于那惊人的大脑。

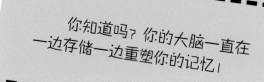

你知道吗? 你的大脑一直在一边存储一边重塑你的记忆!

神经科学（研究大脑和神经系统机制的学科）的最新科研成果揭示了许多有关大脑的惊人秘密，比如它是如何运作的，以及它会犯哪些错误。

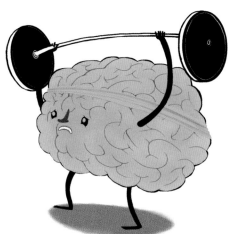

这本书会帮你探索自己的大脑，了解它是如何工作的，以及为什么它有时会出错。现在，就请你集中精力，开始了解你那奇特的大脑吧。

第一章
裸露的大脑

思考事情、解决问题和应对情绪都不是一件容易的事，好在你有大脑这个好帮手。它虽柔软却很强大，它由很多个"部门"组成，各"部门"同心协力，让你的身体机能不分昼夜地运转。

人脑的核心部位叫作"原始脑"，很多动物也拥有这个部分，因此它并不是最特别的。在大脑中占比较大的"端脑"才是人脑的最特别之处，正是它赋予了你超凡的问题处理能力——比任何一台超级计算机都要厉害。

假如大脑不能传递信息，那么再厉害的大脑也只是个摆设。幸运的是，这个超强的大脑还具备一组"配套设施"，它是一个由神经、感官和神经递质组成的超强网络，因此大脑既能收发体内各部位的信号，也能处理来自体外的各种信息。

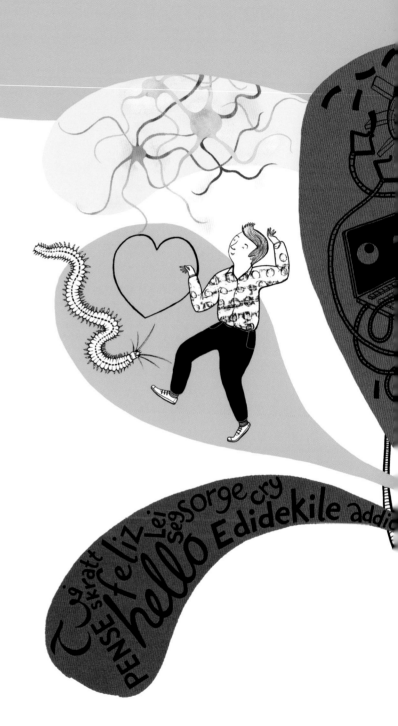

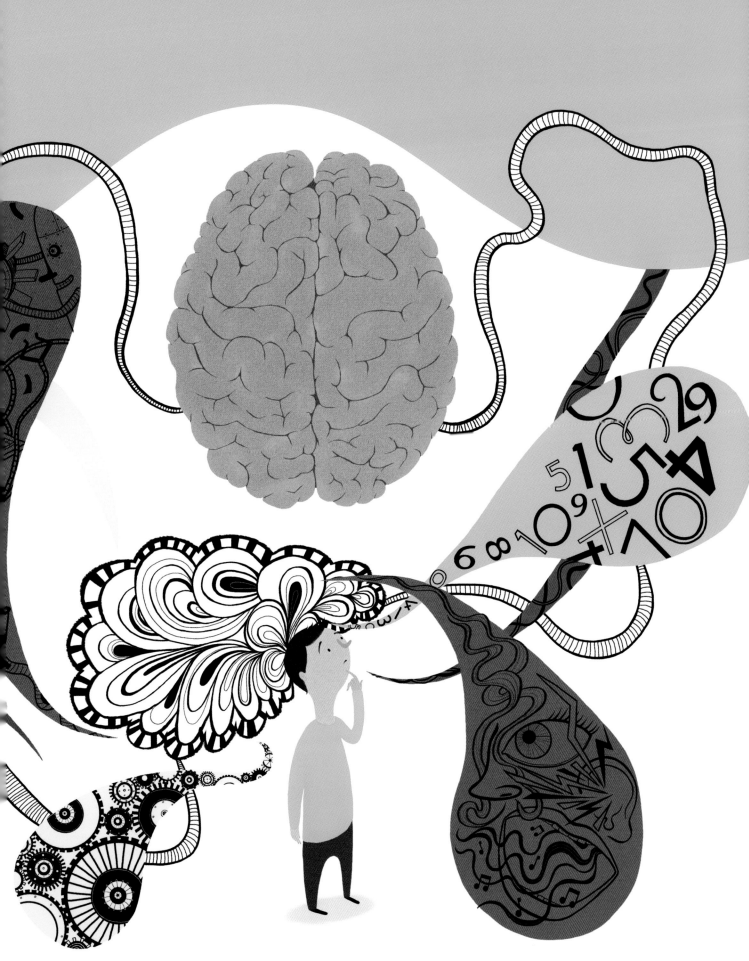

玻璃缸里的大脑

你珍贵的大脑约有一颗菜花那么大。它很脆弱，所幸的是它被保护得很好。

你喜欢游泳吗？你的大脑可是相当喜欢——它漂浮在约150毫升的液体中，就像永远泡在泳池里！这种液体就像缓冲减震器，能保护脑干不受大脑重量的压迫。大脑的外面还包裹着一层轻薄却坚韧的组织，叫作"脑膜"。这些器官组织都被"脑颅"保护着，它由8块骨头组成，包括：颞骨、顶骨等。就像一顶"超级防撞头盔"。

脑膜

脑颅

端脑

脑胼胝体

丘脑

脑垂体

脑干

脊髓

小脑

大脑中大约四分之三（73%）都是"水"。

小脑

小脑能维持躯体平衡，让躯干保持直立，还能控制肌肉的精细运动。

脑干负责让你的身体机能持续运转。它能控制体内各种器官的基本功能，包括你的呼吸和心跳。

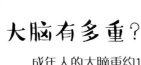

大脑有多重？

成年人的大脑重约1250~1400克（1.25~1.4千克），不过这还不是动物王国里最重的。抹香鲸的大脑一般可重达7000~8000克，相比之下，小嘴狐猴的大脑很小，是所有哺乳动物中最小的，只有2克。

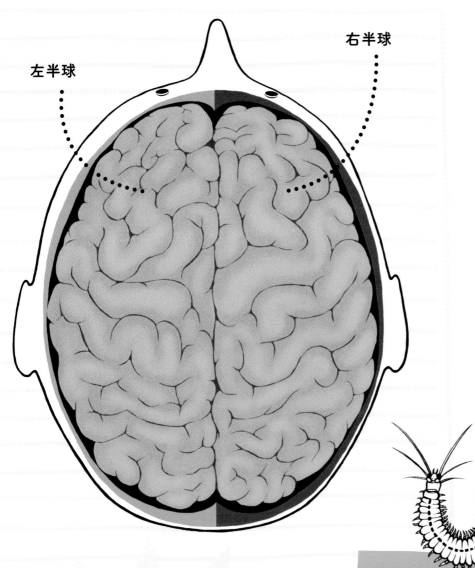

左半球

右半球

大脑由两部分组成，人们统称它们为"大脑半球"。大脑的两个半球被一束叫作"胼胝体"的神经连接着，你可以把它想象成一根由2~2.5亿个神经纤维组成的超高速宽带。这使得数以百万计的指令和信号能够在两个半球之间畅通无阻。另外，人脑通过脑干与身体的其他部位相连，而脑干又连接着贯穿脊椎的中枢神经系统。

端脑是大脑的主要部分，是你的思想和无数灵感、妙计诞生的地方。

用显微镜才能看到的脑子

海洋蠕虫杜氏阔沙蚕（Platynereis dumerilii）的脑子是目前已知的世界上最小的脑子，它只有人类的头发丝那么粗。

脑叶大不同

大脑由不同的部分组成，其中端脑的质量约占整个大脑的4/5。科学家把端脑分为功能不同的4个部分，并把它们称为"脑叶"。

额叶

额叶是你的大脑的"控制面板"。它不仅能帮你思考、计划、学习并解决问题，还能帮你处理复杂情绪，从而塑造出你的独特个性。

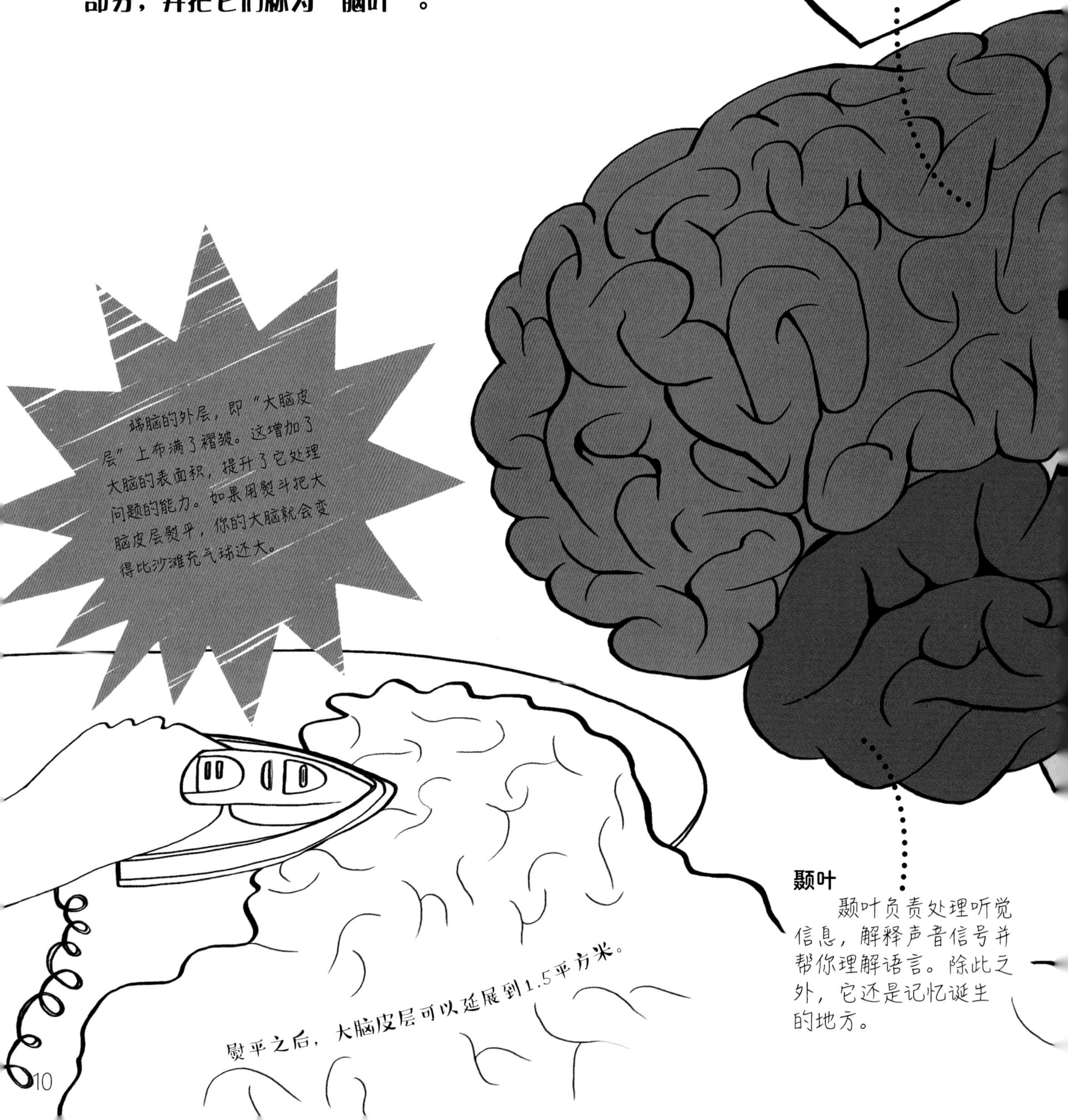

端脑的外层，即"大脑皮层"上布满了褶皱。这增加了大脑的表面积，提升了它处理问题的能力。如果用熨斗把大脑皮层熨平，你的大脑就会变得比沙滩充气球还大。

熨平之后，大脑皮层可以延展到1.5平方米。

颞叶

颞叶负责处理听觉信息，解释声音信号并帮你理解语言。除此之外，它还是记忆诞生的地方。

顶叶

顶叶主要处理知觉信息，比如触觉、温度感觉和痛觉，它还能感受到身体所有关节和肌肉的准确位置。

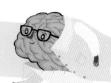

大脑实验室

挠痒痒肉测试

你能给自己挠痒痒肉吗？试试看吧。之所以别人可以成功"咯吱"你而你自己不行，是因为你的小脑能预知自己手指的行动，然后"无视"皮肤上的痒感（小脑不会给大脑的其他部分发送信号，应激反应也就不会发生）。

枕叶

枕叶主要处理眼睛收集到的视觉信息，它能辨别颜色、感知运动、判断距离、识别物体。如果你撞到脑袋的时候感觉自己看到了星星，那其实是枕叶的脑细胞在震动。

铁棍事件

1848年，一根一米长的铁棍穿透了美国铁路工人菲尼亚斯·盖奇（Phineas P. Gage）的头颅，他却奇迹般地活了下来，只不过变得和从前判若两人。原来这次事故导致他的部分额叶受损，使他变得喜怒无常、优柔寡断。该事件首次证明了大脑的不同部位，所具有的功能是不同的。

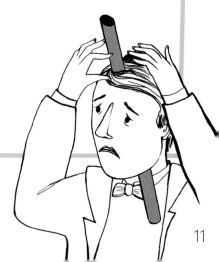

神经高速路

每一秒，都有数百万个极其微小的电脉冲在你身体里呼啸而过，有的甚至比最强劲的赛车速度还快。正是神经系统为这些电脉冲提供了在大脑中来回穿梭的通道。

神经和神经元

你身上的神经连起来大概有上万千米长，它们是由神经元（神经细胞）组成的纤维束构成的。神经遍布你的全身，运动神经把大脑发出的信号和指令传递到你身体的各个部位，分布在不同部位的感觉神经则把信息传至你的大脑。

超级窄的间隙

神经元上有短小的"树突"和细长的"轴突"。每条树突会延伸到邻近的神经元，它们的连接部位叫作"突触"（包括一条极其细微的缝隙）。为了在神经元之间建立联系，神经脉冲必须借助一种叫作"神经递质"的化学物质来触发下一个神经元的电脉冲。尽管这个过程非常复杂，一些神经信号仍然能以每小时400多千米的速度在人体内传送。

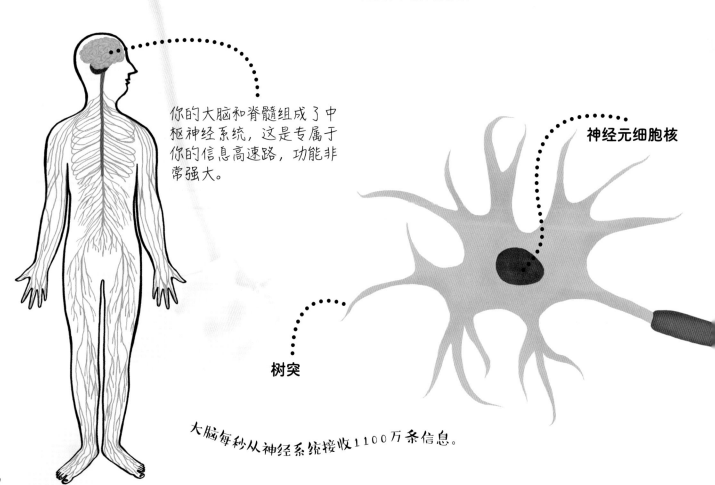

你的大脑和脊髓组成了中枢神经系统，这是专属于你的信息高速路，功能非常强大。

神经元细胞核

树突

大脑每秒从神经系统接收1100万条信息。

大脑实验室

神奇转圈圈

抬起你的右脚，让它像一杆笔一样，以正常的速度顺时针画圈。同时，请你用右手食指在空中反复书写"6"这个数字，重复几次后再低头看看自己的右脚，你会发现它已经"悄悄地"改变了方向。这是由于你的右手在做一种逆时针运动，所以你的大脑也随之改变了右脚的运动方向。

左边还是右边

大脑和神经系统是连在一起的，所以你的左脑控制着你的右侧身体，右脑控制着你的左侧身体。在某些情况下，大脑很难让同侧身体的不同部位同时执行相反两个方向的动作。

像指尖一样的轴突末端叫作"轴突终末"。

神经脉冲沿着下一个神经元进行传送。

大约0.1伏特的电脉冲。

快速反应

并不是所有神经活动都经过大脑，有的只存在于脊髓中。这种快速的反应活动叫作"反射"，比如咳嗽或打喷嚏。当你的手碰到滚烫的或者尖锐的东西时会立刻缩回去，这其实也是一种反射。

大脑的另一群报信员

除了超级厉害的神经系统，你还拥有一个由化学物质驱动的激素报信系统。它就是能影响你饮食、睡眠和发育的内分泌系统。快来看看这有多神奇！

闪电通信

激素既可以从胰腺和胃这样较大的器官中产生，也可以从甲状腺和肾上腺这样较小的器官中产生。有些激素会影响你的整个机体，如生长激素；而另一些激素则只负责一些特定工作，如甲状腺素的主要功能是加快食物转化成能量的速度，从而促进新陈代谢。

指挥链

你的大脑中有一条统管多个腺体的指挥链，它会把下丘脑发布的指令传达下去。下丘脑会像大总管那样检查你的机体是否在平衡运作，如果答案是否定的，它便会通过激素向豌豆大小的脑垂体发号施令，好让其他腺体和器官分泌特定的激素到血液中。

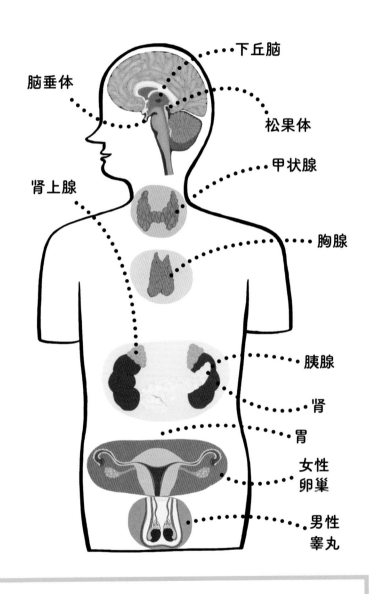

下丘脑
脑垂体
松果体
甲状腺
肾上腺
胸腺
胰腺
肾
胃
女性卵巢
男性睾丸

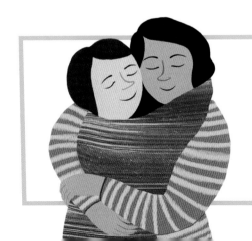

拥抱能让人体释放"催产素"，这种激素能让人与人之间的亲密感加强，增进人际关系，同时，还能在一定程度上缓解人的压力。

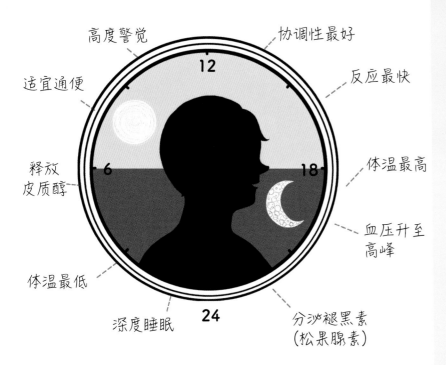

高度警觉 协调性最好
适宜通便 反应最快
释放
皮质醇
体温最高
血压升至
高峰
体温最低
深度睡眠 分泌褪黑素
(松果腺素)

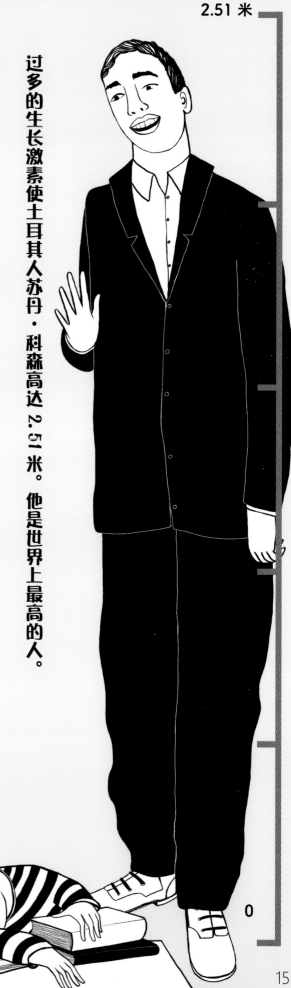

生物钟

下丘脑上的脑细胞群会调节松果体分泌褪黑素。这个细胞群叫作"视交叉上核"，简称SCN。它们通过激素传递信息，形成了人们常说的"生物钟"，把你一天24个小时的活动（包括体温变化和排便规律）安排得井井有条。在夜晚，SCN会提高人体内的褪黑素水平，使你感到困倦；到了早上，又会减少褪黑素的分泌，从而帮你保持清醒和警觉。

生物钟校准

SCN会根据人眼的进光量校准生物钟。不过当你长途旅行至其他时区的时候，生物钟无法及时同步，于是你就会感受到时差带给你的疲劳感。

青少年的生物钟

每个人的生物钟都不一样，有的人是"早起鸟"，有的人却是"夜猫子"。很多青少年的生物钟都被"调校"得比较晚，因此，对他们来说早睡早起实在是太难了。

2.51 米

过多的生长激素使土耳其人苏丹·科森高达2.51米。他是世界上最高的人。

0

静静地感受吧

感官负责把你对周围环境的感受数据收集起来发送给大脑，接下来就由你的大脑对信息进行评估和判断。

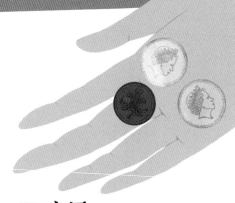

温觉骗局

请你把2枚硬币放进冰箱冷藏20分钟（没错，别犹豫）！时间到了，把它们拿出来和1枚常温硬币放在一起。接下来，你要用食指和无名指触摸两枚被冷藏过的硬币，然后再用中指摸一摸常温硬币。神奇的事情发生了：你会感觉常温硬币和另外两枚硬币一样冰冷。

头脑迷思：
人类有5种感官？

你熟知的感官可能包括味觉、触觉、视觉、听觉和嗅觉，不过这可不是人类的全部感官。目前，神经科学家发现的感官总共有十几种，比如能够保持平衡的平衡觉；能够感受肉体疼痛的痛觉；还有能够感知冷热的温觉。

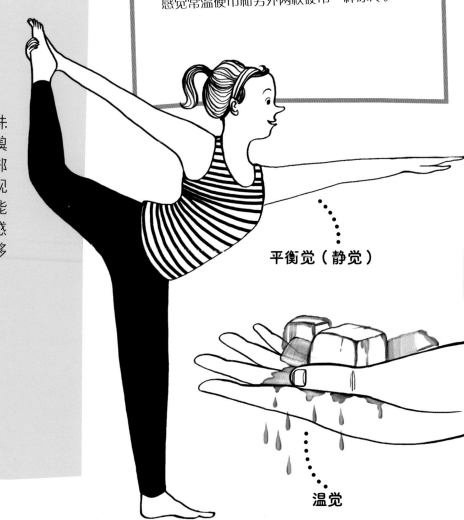

平衡觉（静觉）

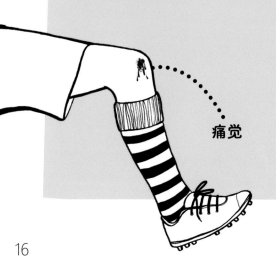

痛觉

温觉

16

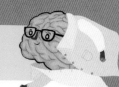

咦，我的胳膊在哪儿？

"本体感觉"能让你随时清楚地感知到自己身体各部分的位置。现在，请你闭上眼睛，把双手举过头顶，试着让两只手的食指并在一起。成功了吗？这是因为大脑可以计算你的两只胳膊的关节角度和肌肉长度，让它们能轻松地找到对方。

大脑实验室

地板穿越

现在，你可以试着跟朋友开个小玩笑，捉弄一下他的本体感觉。首先，请他躺在地上，闭上眼睛的同时放松身体；然后帮他抬起双腿，让它们垂直于地面；两分钟后再让他慢慢地放下双腿……很多小伙伴会觉得自己的腿穿透了地板，这是因为大脑忘记了双腿的位置，误认为它们早就落回地板上。

比不上顺风耳，
但依然很厉害

耳朵主要负责收集声波，这些声波会通过微小的振动传播。当它们穿过耳膜之后，会被耳蜗转化成申信号，然后沿着听觉神经传递到大脑。

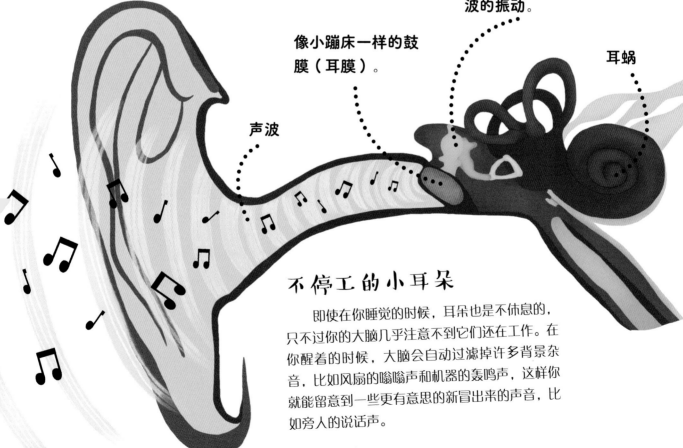

组成听小骨（听骨）的3块骨头（锤骨、砧骨、镫骨）是你身体中最小的骨头，它们可以放大声波的振动。

像小蹦床一样的鼓膜（耳膜）。

耳蜗

声波

不停工的小耳朵

即使在你睡觉的时候，耳朵也是不休息的，只不过你的大脑几乎注意不到它们还在工作。在你醒着的时候，大脑会自动过滤掉许多背景杂音，比如风扇的嗡嗡声和机器的轰鸣声，这样你就能留意到一些更有意思的新冒出来的声音，比如旁人的说话声。

味觉、触觉和嗅觉

每一处感官对人类生存都是至关重要的，它们会在一起协同工作。

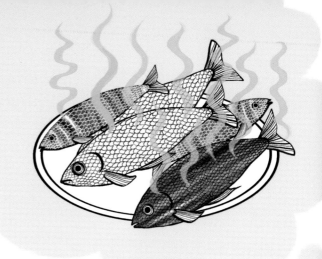

"看见"声音，"听见"颜色

"联觉（通感）"是指人休的多种感觉通道相互联通的罕见现象。拥有这种能力的人，在看到某种颜色的时候，也许还能感受到它的味道、声音和气味。

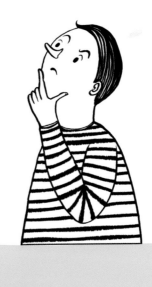

如果身体各个部位的大小与它们的触觉敏感度成正比的话，那么人类就会长成这个样子！

超级敏感！

你的皮肤下藏着数百万个触觉感受器，它们功能各异：有的能识别物体振动；有的能区分接触物的质地；还有的能判断所承受压力的大小。不过这些感受器并不是均匀地分布在你的身体里，它们不是很喜欢背部的中间区域，而是更喜欢密密麻麻地聚在人的嘴唇和指尖上。这也是为什么你的这两个部位都格外敏感。

随着年龄的增长，人的味觉会衰退。

什么都能闻出来

鼻子顶部的两块细胞群可以让你闻到成千上万，甚至上百万种气味。大脑对气味有点喜新厌旧，更乐于追寻新的味道。不过当嗅球把气味信号发送到大脑时，熟悉的气味常常会唤起人们旧时的记忆，这要归功于大脑里的杏仁核和海马体（海马回），因为是它们负责存储这些记忆的。

味觉那些事儿

味觉的产生要归功于"味蕾"，这种分布在舌头、脸颊和口腔顶部的味觉细胞团可以品尝出五种不同的味道：酸、甜、苦、咸、鲜（一种存在于蘑菇和肉类中的美味）。其实味觉时常被嗅觉左右：人在捏住鼻子、闭上眼睛的时候，就很难用嘴区分出苹果块和生土豆块了。

大脑实验室

两个鼻子！

你知道亚里士多德错觉吗？试着把一只手的食指和中指挽成麻花状，再用这两根手指轻轻夹住你的鼻子。怎么样，是不是突然觉得自己长了两个鼻子？这是因为大脑预判这两根手指的外侧不会同时接触到同一个物体——只能是两个，所以误判成你有两个鼻子。

嗅球

气味受体细胞

鼻腔

味蕾

这也是为什么有的人长大后就变得不挑食了。

视觉之外

人体的任何部位对这个世界的了解都比不上这两颗"玻璃球"，它们是最能帮助你了解客观世界的器官。当然，这依然少不了大脑的功劳。快来仔细观察你的眼睛，进入奇妙的视觉世界吧！

光的旅程

角膜是光进入人眼所通过的"第一扇门"，它清亮透明，能够在一定程度上保护你的眼球。光透过角膜后，会经过瞳孔，再被晶状体投射到位于眼球后部的视网膜上。视网膜包含了上亿个视细胞（锥状细胞主要负责辨色；杆状细胞主要负责感光），它们能把光信号转化为电信号，再通过视神经传递给大脑，这样你才能在真正意义上"看到"东西。

睫状肌（睫状体韧带）能够调节晶状体的形状，方便你的眼睛对远处或近处的物体进行对焦。

光线进入眼睛后，被折射到视网膜上形成倒立的物像，聪明的大脑会帮你把它们翻转过来。

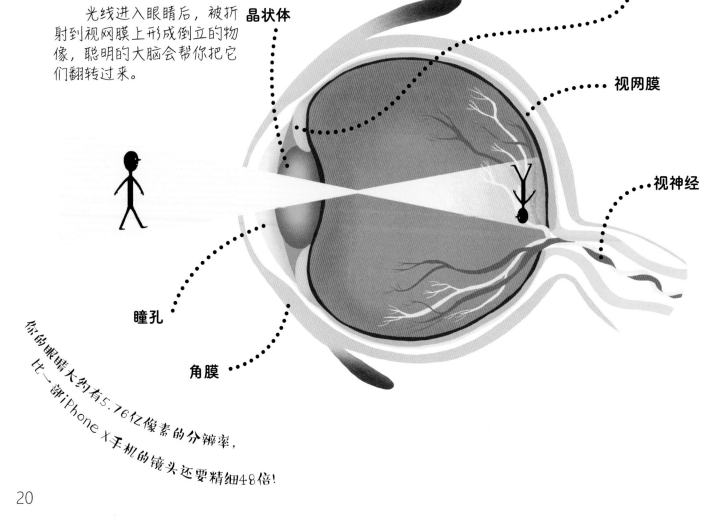

晶状体

视网膜

视神经

瞳孔

角膜

你的眼睛大约有5.76亿像素的分辨率，比一部iPhone X手机的镜头还要精细48倍！

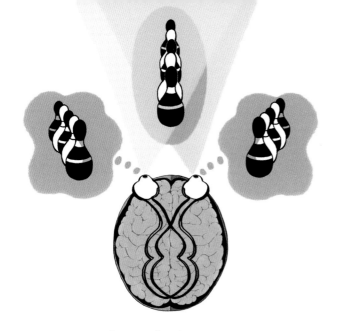

两只眼球，略有不同

人类之所以能从三维层面感知纵深、观察世界，是因为我们有两只眼睛。两只眼睛把同一个场景的图像传回大脑，再由大脑根据其视角的细微差别计算出物体的深度及该物体和我们的距离。

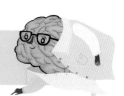
手上有个洞！

来看看你的大脑是如何匪夷所思地把源自两只眼睛的的画面融合在一起的吧。请你卷一根纸筒，像使用单筒望远镜那样把它对准你的左眼，同时右眼保持睁开状态。让你的右手掌沿着纸筒慢慢靠近你的脸，当它移动到纸筒三分之二的位置时，你就会发现手掌上出现了一个可怕的洞。糟了！

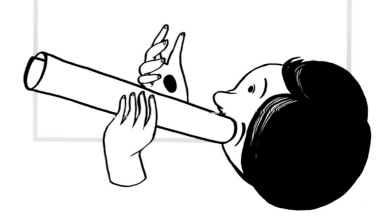

眼见不一定为实

你的眼睛所看到的一切，未必都是事实，视觉有可能会在物理层面上欺骗你的眼睛，或是干扰你的大脑，使它对双眼发来的信号做出错误的判断。无论出于哪一种原因，都会造成"视错觉"。

对比一下这两张图片中的长方形，哪个颜色更浅一些？其实它们的深浅度是一样的！有时，你的大脑会自动根据被观察物周围的环境来感知和对比颜色。这两个方块周围的颜色是一明一暗的，所以让你误认为它们的颜色深浅度也有差别。

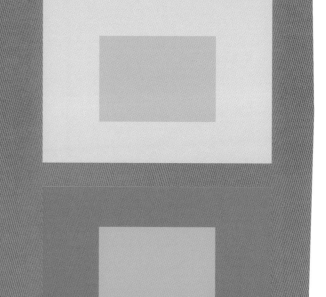

千奇百怪的大脑

其他生物的大脑和人类的大脑相比，谁的大脑更厉害呢？唉，有一些生物打算直接弃权了，比如水母、蛤蜊、海星这些没有脑子的家伙（别急着嘲笑它们，人家虽然没有脑子，但是有发达的神经系统）。另一些生物倒是长有大脑，但是和人类的大脑相比，真的是天差地别。

巨型乌贼

海鞘

危机四伏的甜甜圈

别看巨型乌贼长达13米，重达500~690千克，但它的大脑却只有一颗柠檬那么重（约100克）。它们的大脑就像甜甜圈，食物正好从中间的洞里穿过。这些食物通过一条直径只有1厘米的伸缩管来输送，以至于乌贼不敢吃太大块的东西——以免伤到自己的大脑！

大脑营养餐

海鞘长大后会选择一个地方定居，到那时它们就不再需要大脑了，于是这些家伙会把自己的大脑吃掉以补充营养！相比之下，六角龙鱼可是格外看重自己的大脑，必要时，它们甚至能够再造一部分大脑！

巨型乌贼的大脑

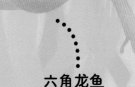
六角龙鱼

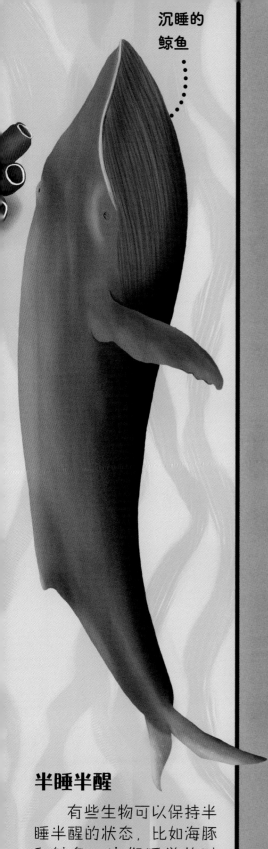

沉睡的
鲸鱼

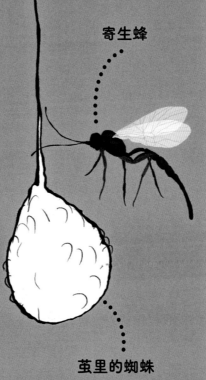

寄生蜂

茧里的蜘蛛

洗脑术

有些狡猾的生物竟然可以麻痹其他物种的大脑！比如寄生蜂会把自己的幼虫和毒液注入蜘蛛体内，毒液会麻痹宿主，操控它把自己封在茧里（而不是结网捕食）。一切准备就绪后，寄生的幼虫登场了，它们会在封闭的茧里慢慢享用毫无防备的蜘蛛。

了不起的小老鼠

一只老鼠的大脑质量不到半克，但它的脑细胞之间却存有600多亿条连接，这可比目前最先进的超级计算机都要厉害。

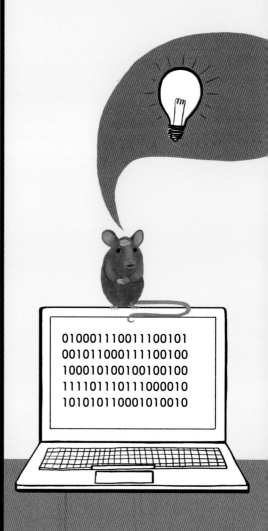

01000111001110010100101100011110010010001010010010010011111011101110000101010101100010100010

半睡半醒

有些生物可以保持半睡半醒的状态，比如海豚和鲸鱼。它们睡觉的时候，只有一半大脑会休息，另一半大脑则会通过睁着的那只眼睛观察外界环境，时刻保持警觉。

第二章
意识工厂

最初，你的大脑还不如这页纸上的句号大，不过别急，当你还在妈妈的子宫里时，它就会飞快地长大。在那9个多月的时间里，大脑会生成大量的脑细胞，它们被称为"神经元"。等你出生时，大脑里就已经有大约860亿个神经元了。

大脑并不是一成不变的，它会在人出生后继续完善构造。每天，你的大脑都会从感官那里获取信息，有意识地做出成千上万条判断。通过不断建立和间断脑细胞连接，大脑会把你所遇到的事件和经验存储为独一无二的记忆。

每件事无论大小，都需要大量的资源支持。你的大脑可算是日理万机，需要身体供应大部分的能量，还需要充足的水和睡眠来维持其最佳状态。

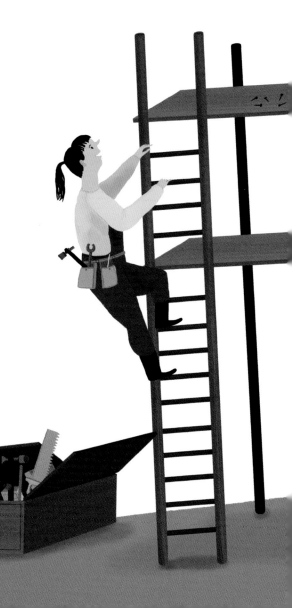

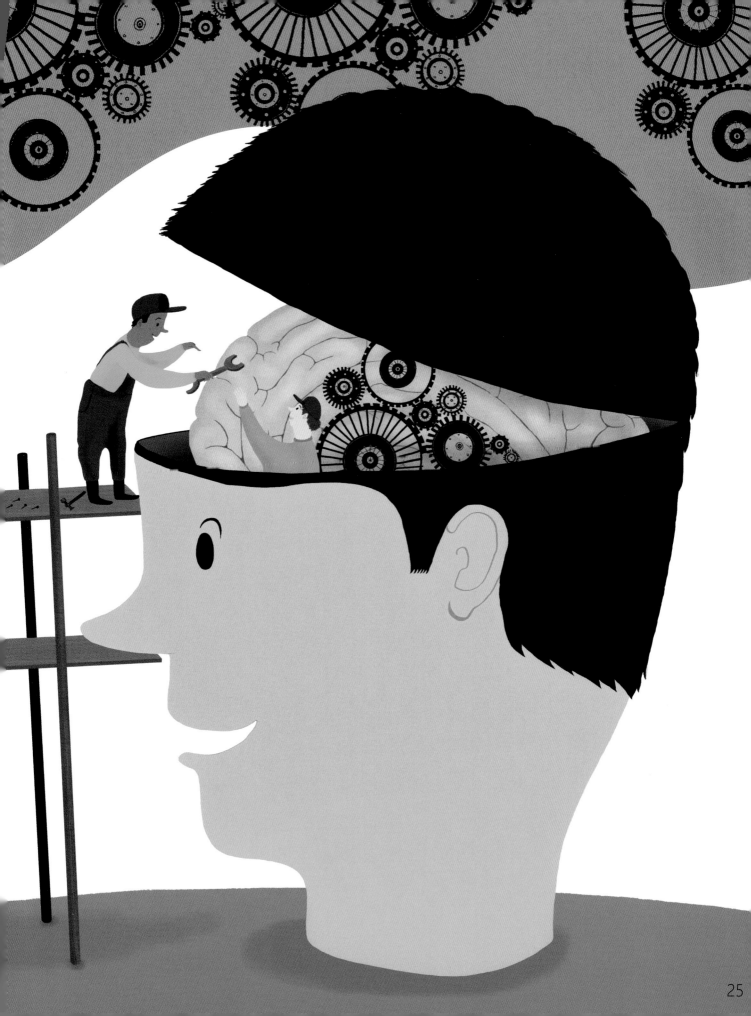

大脑狂人

古时候，人们对大脑知之甚少。在神经科学开始研究大脑的工作原理之前，诞生了一些对大脑不理智的看法和丧心病狂的治疗方式。

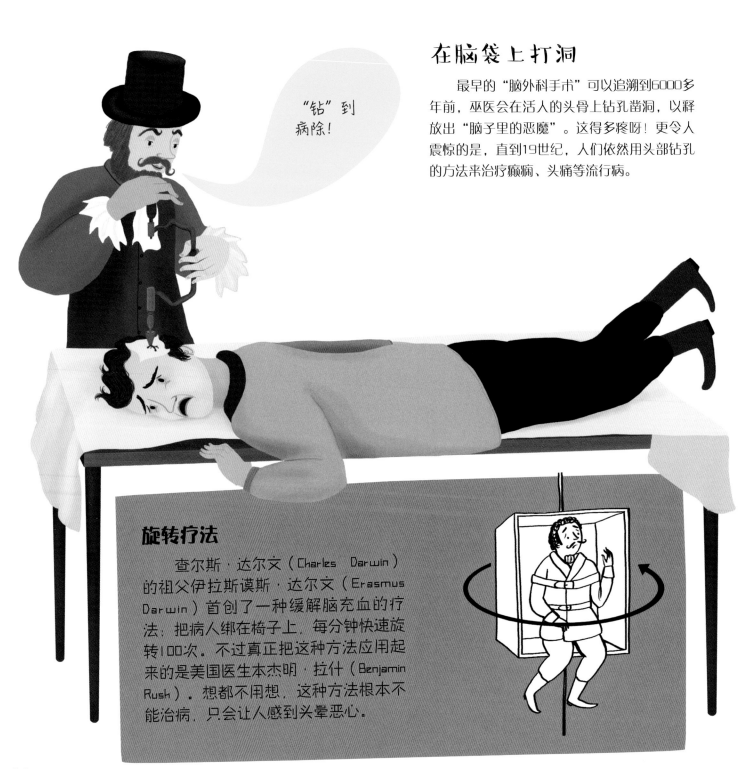

"钻"到病除！

在脑袋上打洞

最早的"脑外科手术"可以追溯到6000多年前，巫医会在活人的头骨上钻孔凿洞，以释放出"脑子里的恶魔"。这得多疼呀！更令人震惊的是，直到19世纪，人们依然用头部钻孔的方法来治疗癫痫、头痛等流行病。

旋转疗法

查尔斯·达尔文（Charles Darwin）的祖父伊拉斯谟斯·达尔文（Erasmus Darwin）首创了一种缓解脑充血的疗法：把病人绑在椅子上，每分钟快速旋转100次。不过真正把这种方法应用起来的是美国医生本杰明·拉什（Benjamin Rush）。想都不用想，这种方法根本不能治病，只会让人感到头晕恶心。

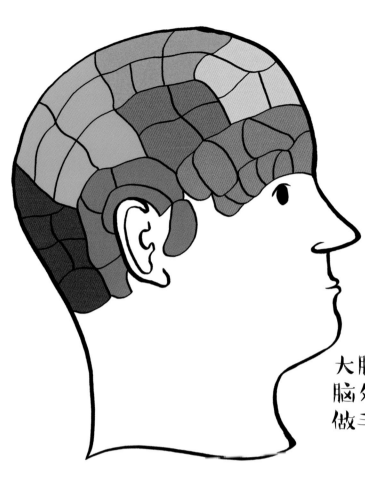

头骨疙瘩

到了19世纪中期，人们开始喜欢用触摸头骨的方法来判断一个人的性格。那时候的"颅相学家"认为，大脑是由几十个不同的器官组成的，每个器官都与一个性格特征有关，比如虚荣心、破坏性和善良。一个人头骨上的疙瘩的大小和形状，表明了他身体里各个器官的大小以及这个人的性格特点。这听起来虽然有些荒谬，不过在当时，可有上百个城市创办了颅相学会呢。

大脑其实是感觉不到疼痛的，所以脑外科医生可以给神智清醒的病人做手术！

会"刹车"的公牛

1964年，西班牙医生何塞·德尔加多（Jose Delgado）创造了世界上第一头无线遥控的进击公牛。当公牛冲向德尔加多时，他通过无线电发射器给植入公牛大脑里的电极发送信号，来操控公牛的肌肉运动，这样公牛就不会继续进攻了。

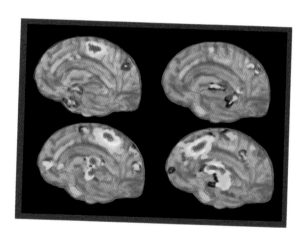

特殊的扫描仪

20世纪70年代，大脑扫描仪出现了，这让科学家不用动手术就能研究工作中的大脑。比如功能性核磁共振成像（fMRI）扫描仪，它能通过血液输送到大脑特定部位的氧气量，来显示大脑的不同区域在不同时间的活动状态，帮助科学家了解大脑是如何执行特定任务的。

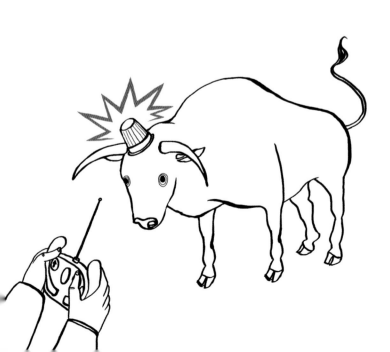

构建大脑的基石

继续深入你的大脑吧，仔细瞧瞧那些赋予它神奇能力的细胞。这些数以百亿计的细胞会负责你的一举一动。

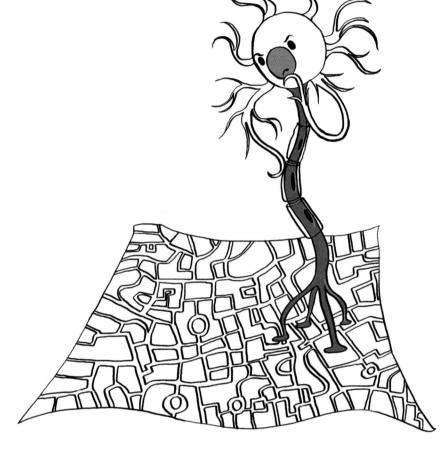

一个神经元每秒可以发送1000个电信号。

神经元

你的大脑有一半都是由神经元组成的，它们的数量能达到860亿！这些脑细胞使你能够思考、学习、行动和记忆，它们会通过电信号和神经递质来相互交流（见第12～13页）。一个神经元会与其他神经元建立10000多条连接，它们形成的复杂网状结构就是"神经网络"。

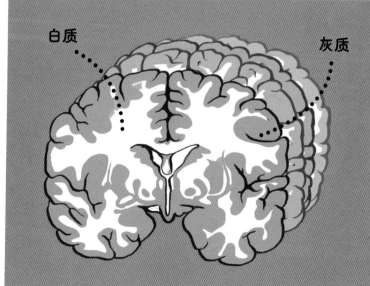

灰白质

在你大脑的顶部，覆盖着几毫米厚的大脑皮层，那里遍布着密集的神经元细胞核，是一部分"灰质"的所在地。而白质就在这层灰质的下面，上面布满了神经元的长尾巴——轴突。不要以为大脑中灰质和白质的比例是固定的，事实上，它们随时会变!

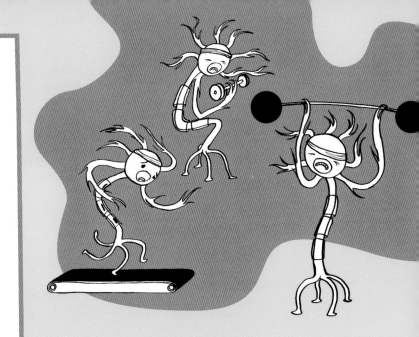

脑细胞 ≠ 神经元

有些脑细胞尽管很少被提及，但它们也和神经元一样重要。人们曾认为神经胶质细胞（简称为胶质细胞）的数量是神经元的50倍，不过根据目前的最新数据，胶质细胞的总数应该在1000亿左右（还达不到50倍）。除此之外，它们分为不同的类型，比如长得像星星的星形胶质细胞。胶质细胞很重要，它们像是固定神经元的框架，为神经元输送营养。

星形胶质细胞

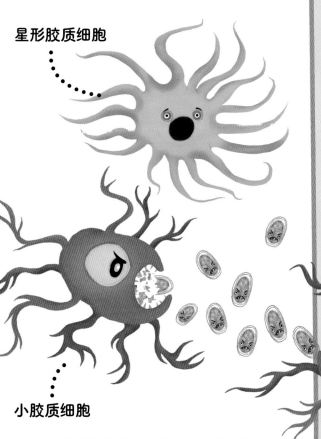

小胶质细胞

小胶质细胞作为大脑的"安全特遣部队"，大约占脑细胞总数的十分之一。它们可以探测到病变或受损的神经元，还能攻击和吞噬入侵大脑的细菌和病毒。

了不起的可塑性！

大脑的神经元有一种超凡的能力——随着你的人生进程改变连接状态，这种能力被称为神经可塑性。它助你学习，帮你记忆，让你最终成为独一无二的个体。每当一项新的技能或者记忆形成时，大量的神经元就会形成新的连接。当这些连接活跃时，这项技能或者记忆就会被加强，在你的脑中得到强化。

此处绕行

迂回修复

神经元的可塑性还能降低一些大脑损伤带来的风险。它们可以连接起来，代替受损的部分继续执行任务。

天哪，它长得可真快！

最开始，你的大脑就像一截很小的细胞管，小到肉眼都瞧不见它。幸好它一直在成长，你出生后也是如此。

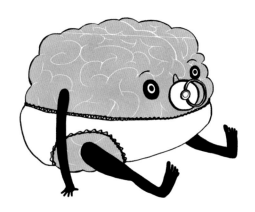

新生的大脑

大脑会利用小宝宝待在妈妈肚子里的这段时间来完成基础构建工作。在那时，神经元会以每分钟25万个的速度增殖，效率可真惊人！不过这还不够，你的大脑在出生后会继续发育，让这些神经元间的连接变得更完善。

增重先锋

新生儿的大脑重约400克，不过它的质量增速很快。在婴儿刚出生的90天里，大脑会在神经元之间不断建立新的连接（突触），所以它的质量每天都会增加1%。在大脑增重的同时，婴儿也在不断地认知周围的世界。但是这些成就可不是白来的：一个0～3岁的宝宝需要贡献出体内60%的能量，才能为大脑增重。

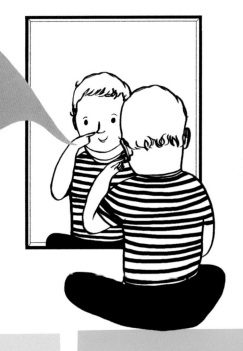

在你18个月的时候，你开始拥有自我意识，认识到镜子里的那张脸是你自己的！

大脑的成长之路

在你的妈妈怀孕4周的时候，你的大脑还没有一个句号大。不过很快，你和你的大脑就会迅速发育。

怀孕16周

40立方厘米
像一颗高尔夫球或乒乓球那么大

怀孕22周

100立方厘米
像2枚鸡蛋那么大

生日快乐，大脑宝宝！

在你6岁的时候，大脑的体积大约是你出生时的4倍，已经达到了成年人大脑体积的90%～95%，而它还会继续发育：神经元之间的突触数量会迅速增加。值得骄傲的是，儿童的脑神经元突触数量可能是成年人的2倍。而且，一些单个的神经元与其他神经元之间可能会建立起15000多条连接。

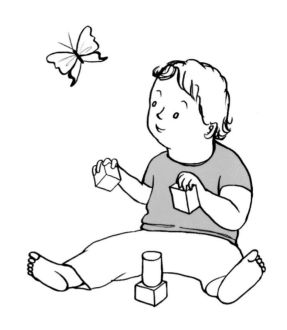

进击的脂质

"髓磷脂"包裹在神经元的轴突上，就像覆盖在电线外面的塑料绝缘皮。这种脂类物质能让信号传递得更快，你大脑的运行能力也会变得更强。髓磷脂的帮扶会发生在你人生的不同阶段，不过它只针对最忙碌的神经元。等你到了青少年时期，额叶上的髓磷脂会突然增多，你的决策能力和计划能力也会提高。

开始学习吧，大脑宝宝！

大量的神经元连接意味着即使孩子们的大脑没有完全发育成熟，他们也能快速轻松地学习。了解新事物是大脑学习的首要任务，但是，它不太擅长把所有的注意力长时间集中在一件事情上……如果要学的东西太多，大脑也会吃不消。

怀孕30周

250立方厘米
像橘子那样大

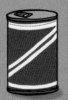

出生时

341立方厘米
和一瓶易拉罐的体积相当

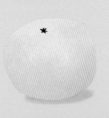

出生后90天

558立方厘米
和大一些的橙子（也可以是小一些的葡萄柚）差不多大

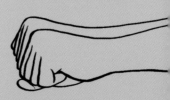

成年男性的大脑

1274立方厘米
和你的两个拳头差不多大

31

青春期的大脑

在你迈入青春期后，你的身体和思维都会迎来巨大的改变。来看看在你十几岁到二十几岁的这几年里，大脑都会发生哪些变化吧。

大脑也会裁员!

其实，大脑也有冷酷无情的一面。在你的童年快结束时，它就开始执行裁员计划，直到你的青春期结束时才会罢手。在那段时间里，数以百万计的神经元连接（突触）会因为不能正常工作或未与时俱进而惨遭淘汰。大脑进行裁员时，会像修剪残枝烂叶一样切断突触，这样剩余的部分才能像健康的树木一样茁壮发育。

要么利用它!

要么失去它!

井井有条的大脑

修剪掉一些无用的突触后，大脑的灰质部分会减少。而剩余突触的连接功能会得到加强，大脑的整体运作也会更有条理，更有效率。等你到了十八九岁或者二十几岁的时候，经过修剪的大脑已经不像你小时候那样灵活了，学习新知识可能也会费力些，但是你能够思考更复杂的问题，也能够更持久地专注于一件事情。

出生时

6岁时

大脑神经网络的分布变化

14岁时

被遗忘的童年

大脑的裁员行动会比较匆忙，一不小心就会弄丢你四五岁前的记忆——科学家们把这种遗忘现象叫作"童年失忆症"。

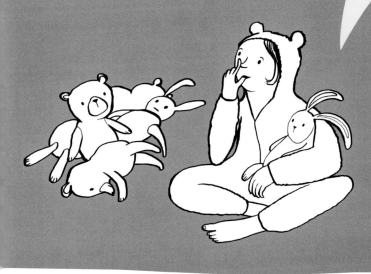

我的第一只玩具熊叫什么名字来着？

后脑前，前脑后

青春期的大脑重塑始于大脑后部，然后逐步向大脑前部推进。因此重塑的最后一步，才是修复大脑前部的额叶——它恰好主管你的逻辑思维、计划管理和决策实操。这也是为什么很多青少年明明思量许久，最后却还是做出了鲁莽的决定（翻到第10~11页，回顾一下额叶的相关知识吧）。

大脑也会慢吞吞

虽然大部分的脑功能都发展得极快，但也有一些是慢吞吞的。前瞻性记忆就是一个很好的例子，它是一种能够帮你决定下一步要采取哪些行动的能力。这种记忆在你的童年时期（6~12岁）和20多岁时会发展良好，在青春期却很缓慢。还有一个例子就是你的本体感觉和精细运动技能。有些青少年在这方面的发育比较迟缓，不能跟自己的成长速度保持一致，所以在青春期时会显得有点儿笨手笨脚（别着急，会好的）。

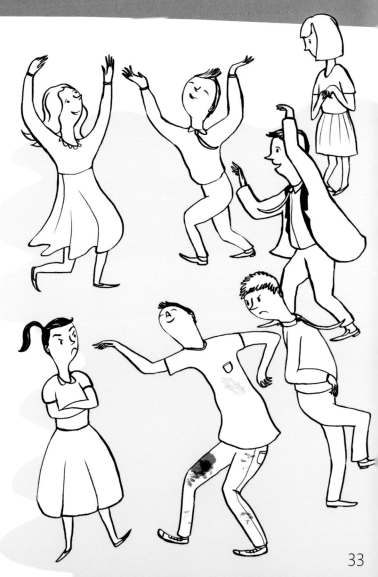

社交达人

有的青少年看起来不太喜欢社交，给人的感觉比较腼腆，甚至有些忧郁，其实在他们的脑海深处，是非常渴望跟人交流的。毕竟，社交是青少年构建世界观，了解自身社会角色的主要方式。当青少年思考社会问题，或是拿自己与他人作比较的时候，他们的大脑前额叶皮层被使用的频率比成年人还高——这也证实了社交对于青少年来说真的很重要。

工作狂朋友

你身边是否有这样的朋友：他哪里都好，就是想要的太多。这不就是你的大脑吗？它全天在线，日夜无休，所消耗的能量也是无穷无尽。

从某个角度看，大脑无疑是个节能小天使。看看它承担的工作：制定计划、构想创意、思考点子、努力学习、控制身体，这些都由大脑亲力亲为，所消耗的能量只相当于一枚12~24瓦的灯泡。

不过从另一个角度看，大脑又是个耗能大王。尽管大脑的质量只占你体重的2%，却要消耗掉你身体里20%的能量和氧气。而且，青少年的大脑消耗的能量尤其巨大——管理青春期迅猛的身体发育，接收庞杂的新知识，发展新社交，这些都"耗能不菲"。所以，权威的脑科专家会特意为活泼好动的青少年推荐超级健康、富含能量的饮食，你的小身板真的很需要它们！

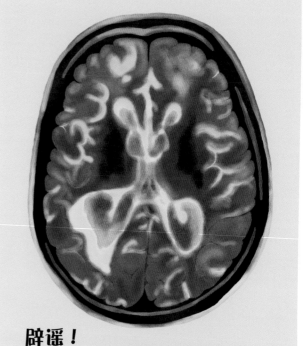

辟谣！
你的大脑仅被开发利用了10%。

这个过时的流言已经被大脑扫描仪推翻了。扫描仪显示，正常人的大脑的开发率基本都达到了百分之百，只是在不同时间段，活跃的大脑区域不同罢了。

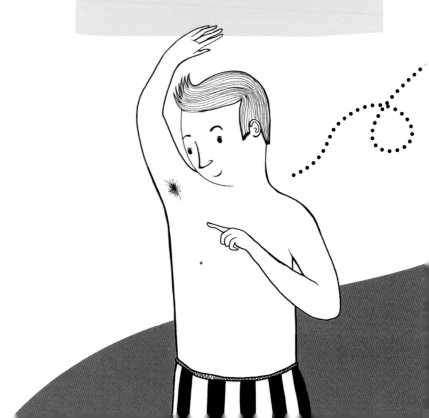

"脑子进水"是好事!

奇妙的真相:你的大脑有73%都是水!如果你在日常生活中损耗了一些水分,就一定要及时补充,因为哪怕只有1%的水分流失,你的注意力和记忆力都会受到影响。如果水分流失达到2%,甚至更高,你在解决问题和做决策时就会更容易出错。所以一定要经常喝水,保持大脑水分充足。

健身吧,为了大脑!

能量和氧气需要经过大约640千米长的血管,才能被输送到你的大脑。在这个过程中,血液会持续不断地从心脏搏出,以每分钟1.75升的速度流过血管。健身会加快血液的流通速度,加大氧气的摄入量,还能提升你的大脑性能。最新的研究表明,健身还能帮你提高记忆力呢!

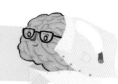

大脑实验室

低能量=差表现?

又到了游戏时间!请你翻开一本书的索引部分,仔细阅读里面的20个条目。然后随机写下一串电话号码,把这个号码的数字加到一起。最后,再默写出你刚才阅读的索引条目。先试试在你最清醒的时候(比如上午)挑战这个游戏,再试试在你最疲惫的时候(比如晚上睡觉前)挑战一次。对比一下,哪一次表现得更好呢?

强大的记忆机器

你的大脑配备了一台超级厉害的记忆处理器，它会筛选你所经历的数百万个瞬间，存储你想要记住的信息（当然有时它也会保存一些你不太想要的记忆）。

感觉记忆 （瞬时记忆）

这种记忆是你通过感官获得的，它的存储时间在1秒内。感觉记忆可以是一朵花的香气，也可以是大街上的一句喊叫声，还可以是你不经意间看见的一句话……如果你并没注意到这些感觉信息，它们就会离开你的感觉记忆区，从此永远消失。

短时记忆

只要你的大脑感兴趣，感觉记忆区里存储的经历、事实以及感受就会被转移到短时记忆区。不过这个区块的容量非常有限：据说只能一次性存储7种不同类型的记忆，而且只能保存15～30秒。所以，如果短时记忆区的信息没有被你留意，它们也会被丢到垃圾箱里彻底被遗忘。

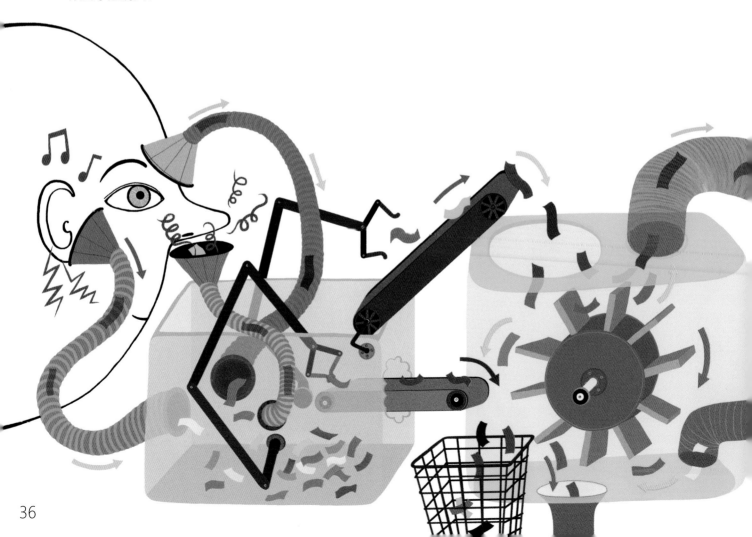

H.M.的海马体

科学家认为，大脑有一对海马状的区域，叫作"海马体"，它是短时记忆区和长时记忆区的通道。20世纪50年代，一位名叫H.M.的美国病人被切除了大部分的海马体。之后即便他能回忆起手术前的事，却再也不能形成新的长时记忆了。H.M.全名亨利·古斯塔·莫莱森（Henry Gustav Molaison），是一名记忆障碍患者，他生前作为志愿者参与脑科学研究，去世后又把大脑捐献给研究机构，对人类研究大脑的学习记忆机制做出了无法估量的贡献。

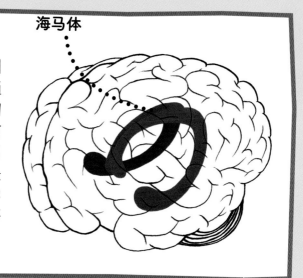

海马体

长时记忆

如果你反复想起短时记忆区里的某条信息，它就有可能被调档到长时记忆区。其实你的整个大脑都可以算是长时记忆区的存储空间，容量是无限的，所以你不用担心"存储空间"不足。人的长时记忆会被存储为一组相互连接的神经元，也许在未来的某一刻，这些神经元一起放电，记忆就会重现。在不出意外的情况下，长时记忆区的记忆会伴随你的一生。

大脑实验室

现在向你介绍一种能够提高短时记忆的方法：拆分信息。来看看这个方法是不是管用吧！请你准备12个数字，比如417900864552。你可以先把它们看作一个整体来记，再试试把它们拆成3位一组的数字来记。有很多小伙伴都认为第二种方法更容易，而且记得更牢。

辟谣！
金鱼的记忆只有3秒。

这也太小看金鱼啦！以色列的科学家们曾经在每次喂食的时候给金鱼播放固定的声音。持续5个月后，奇妙的事情出现了：当声音再次响起时，金鱼就探出水面来等喂食了。这说明了什么呢？

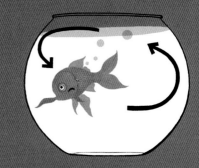

拥抱记忆

你还记得上一页的最后一个词是什么吗？还能想起你最后一次见到的车是什么颜色的吗？如果这些你都有印象，说明它们已经被大脑编好码，存储在了你的长期记忆区里。

你和你的记忆世界

你的长时记忆分为很多种："程序性记忆"是你对如何掌握一个动作或技能的记忆，比如打结或潜水；"语义记忆"是你对客观知识的记忆，它们会涉及你对事实和意义的认知；"情景记忆"是你的自传性记忆，它们是你对曾经去过的地方的记忆，还有你在某些时刻感受到的情绪。

我上次跳水的时候，肚子先拍到水面，真是疼死我啦！——情景记忆

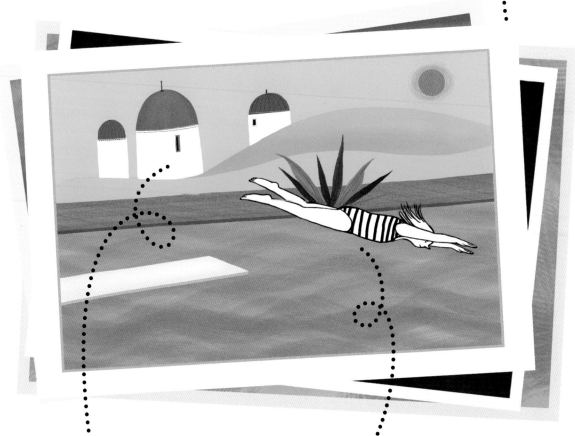

克里特岛是希腊的一个岛屿。——语义记忆

如何跳水。——程序性记忆

记忆回溯

当你在回忆某件事的时候，大脑会对记忆进行检索，即便这些记忆被存储在相互独立的区块中，也能被大脑迅速关联起来。比如当你回忆假期的一顿大餐，大脑可能会检索到食物的外观、味道、气味、用餐环境、共餐对象以及进餐过程中的对话。

深刻的记忆

有些记忆会比其他记忆更深刻，这可能是因为它们对你来说更重要（比如你的生日）；也可能是因为它们蕴藏着浓烈的感情（比如幸福感）；还有可能是因为它们经常被你想起或是刚刚被你想起（比如你家的街道）。存储记忆的神经元之间的连接越多，这段记忆被访问的频率也会越高，在你脑海中的印象也就越深刻。

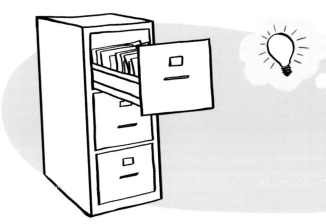

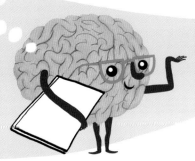

记忆更新

有时候，大脑会把你在当下的记忆融汇到过去的记忆里，修改或者替换一些过时的信息。

诺伯特遗忘

再伟大的思想家也会有记性不灵光的时候，比如著名的数学天才诺伯特·维纳（Norbert Weiner）。有一次，他忘记自己是开车去的会场，当他乘坐公交车回家后，发现车库里并没有自家的车。"糟了，车被盗了，快报警！"

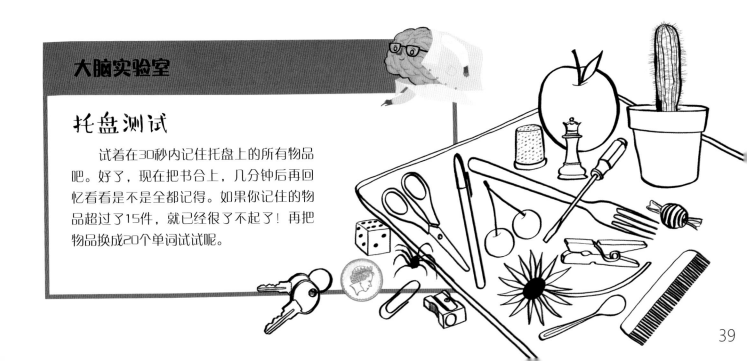

大脑实验室

托盘测试

试着在30秒内记住托盘上的所有物品吧。好了，现在把书合上，几分钟后再回忆看看是不是全都记得。如果你记住的物品超过了15件，就已经很了不起了！再把物品换成20个单词试试呢。

记忆大师

也许你的记性还不错，不过人外有人，有些人的记忆力真是超群，堪称大师！比如年仅11岁的印度少年尼沙尔·纳拉亚南（Nischal Narayanan）。2006年的时候，他只用12分钟就记住了225个随机的物品，最后把它们全部准确无误地复述了出来，真厉害！

大脑实验室

你能记住几张牌？

请你把一副牌洗好，试试能不能记住前10张牌的顺序。可不准偷看哦！如果你全都记住了，就再试着增加牌的数量。在一年一度的世界记忆锦标赛上，就有选手能够记住7副牌的顺序——足足有364张呢！

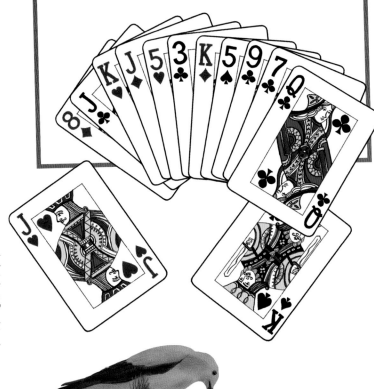

记忆翻新

你大概没机会参加世界记忆锦标赛了，不过你还是可以努力提高记忆力。睡个好觉就是个不错的开始，然后坚持全神贯注地完成每一项记忆任务。不断重复一件事，你就能让它成为你的长时记忆，比如复习前一天的功课或是重复练习一项技能，这个记忆过程就叫作"复述"。

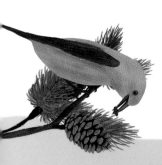
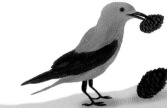

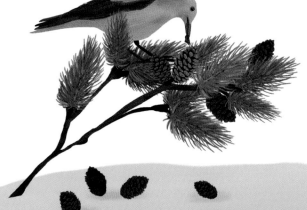

每年，克拉克星鸦都会把自己的松子埋藏在两万多个地方，而且能把它们全都找回来！可真厉害呀。

关联记忆

让大脑中不同位置的神经元参与编码记忆，可以加强神经元间的连接，从而稳固你的记忆。这就是为什么有些人会把事情写下来，或是大声念叨几遍；还有的人会把要记忆的事情和脑海中的图像联系起来。这种把新事物和已知的旧事物联系起来的方式就是"关联记忆"。

辅助记忆

记忆术是一种简单的记忆辅助手段，比如《每个好男孩都应得到偏爱》（Every Good Boy Deserves Favour）这首歌能帮你记住五线谱和弦（E,G,B,D,F）。你能不能也试着编一句话，以便于记住各大行星和它们距离太阳的远近顺序（水、金、地、火、木、土、天王、海王）。小提示：句子编得越有意思，你可能记得越清楚哦。

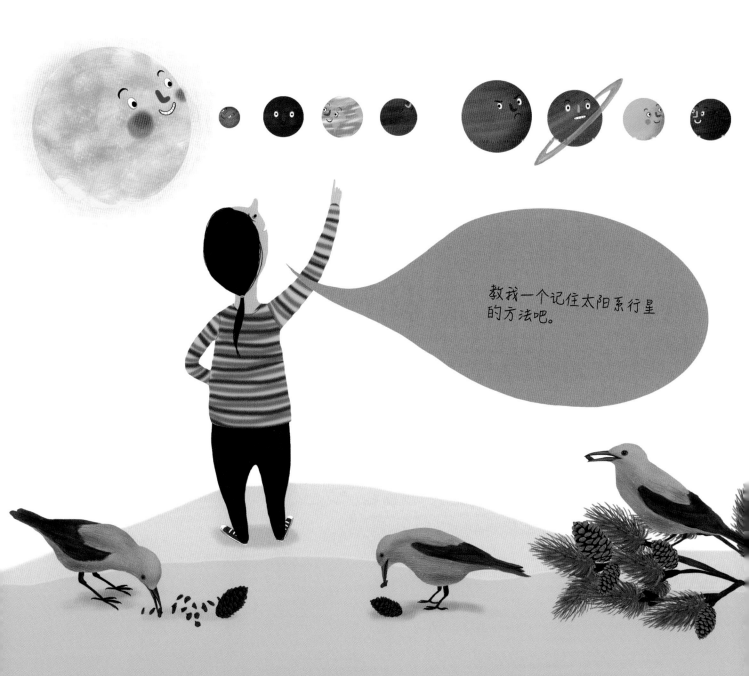

教我一个记住太阳系行星的方法吧。

睡一觉，明儿再说

你人生中七分之二的时间都要用来睡觉。因为你的大脑需要通过睡眠来保持清醒时的状态。睡眠异常宝贵，同时也十分复杂，就在你打个盹儿的短暂时间里，大脑中都会发生很多事情，绝对超乎你的想象。

睡眠周期

睡眠分为4个阶段，其中包括睡眠程度逐渐加深的3个阶段和1个相对活跃的快速眼动睡眠（REM）阶段。整个睡眠周期大约会持续90分钟：在脑干发出一系列神经信号后，你就会进入REM阶段啦。在那段时间里，你的心率和呼吸频率都会加快。即便你的眼皮是紧紧闭上的，眼球也会不停地迅速转动；当然，你的大脑也会变得异常活跃。虽然这个状态只会持续5～15分钟（第1次快速眼动睡眠期），却是你最好的造梦时间。

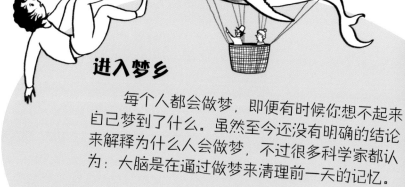

进入梦乡

每个人都会做梦，即便有时候你想不起来自己梦到了什么。虽然至今还没有明确的结论来解释为什么人会做梦，不过很多科学家都认为：大脑是在通过做梦来清理前一天的记忆。

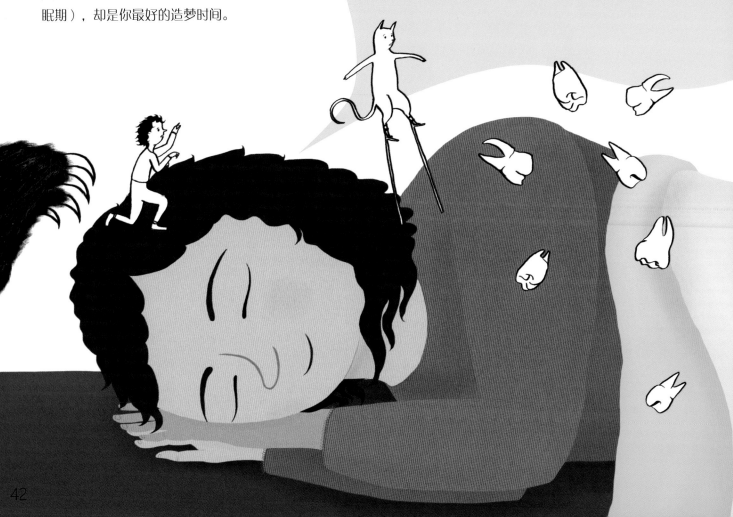

睡觉的意义?

睡觉可是很有必要的事情呢!

首先,睡觉能帮你修复身体和大脑。在你睡着后,心跳的节奏会变慢,大脑和一些肌肉间的神经信号也会暂时中断,以防你在睡觉时做出梦里的动作而不小心伤到自己。

其次,你的大脑会在晚上入睡后分泌新的脑脊液,它会帮你清除掉脑内堆积的废物和有害物——给你"洗洗脑"。

而且,睡眠能帮你把当天发生的事和新学会的技能编译整理到更稳固的长时记忆区,这些记忆可能会和其他早期的记忆产生联系,非常便于你在未来检索。

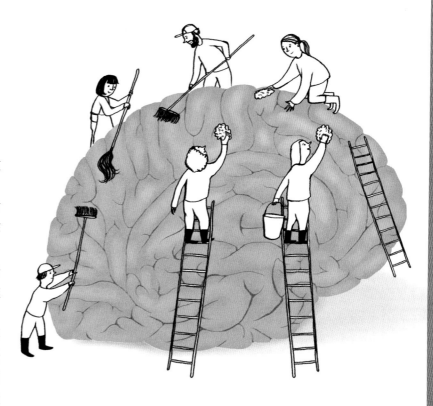

除此之外,当你睡觉的时候,神经会建立或加强它们之间的连接。这就是为什么一些让你抓耳挠腮的难题,会在你睡醒一觉后奇迹般地变得简单起来。

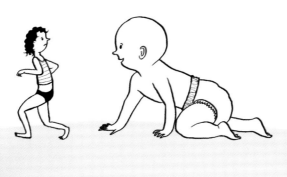

睡眠周期

第一阶段:	第二阶段:	第三阶段:	第四阶段:
入睡期 (持续1~7分钟)	浅睡期 (持续10~25分钟)	熟睡期和深睡期 (持续20~40分钟)	快速眼动睡眠期 (持续5~40分钟)
你的呼吸和心跳速率变慢,肌肉也开始放松。	你的心跳会进一步变慢,眼球也会暂停转动。	脑电波频率变慢,你在这段时间睡得最香。	你的眼球会迅速转动;大脑变得活跃;心率加快,配有不规律的呼吸。

第三章
原来大脑也会犯错

每个人的大脑都略有不同，不过相同的是它们都是自然选择的复杂产物。别看你的大脑只有1.4千克左右，质感还像豆腐一样软软的，它却能帮你学习知识、感受世界、拟定计划、开发创意、沟通交流……如此多才多艺，真是了不起！

虽说你的大脑很厉害，但也不是十全十美。它逮到机会时也会偷懒，有时还会做出完全错误的预估，而且常常为了节省时间就随意下判断。除了这些以外，它和你身体的其他部位也不总是配合默契，有时会因为情绪太过激动而忽略一些重要信息，有时还会让你错把想象当成真。

你对自我的认知和别人对你的看法也会影响到你的大脑。比如你的恐惧、热忱、风险承受度，它们都能左右人脑的决定。

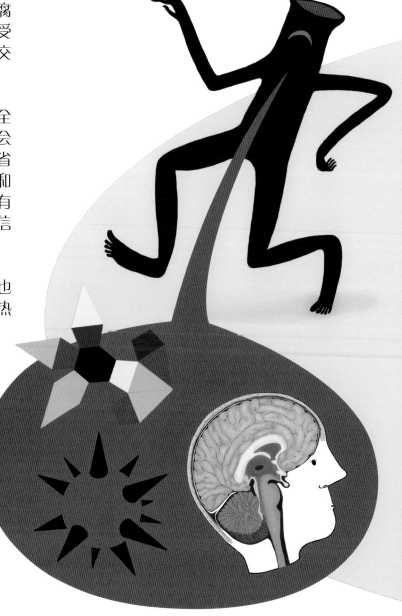

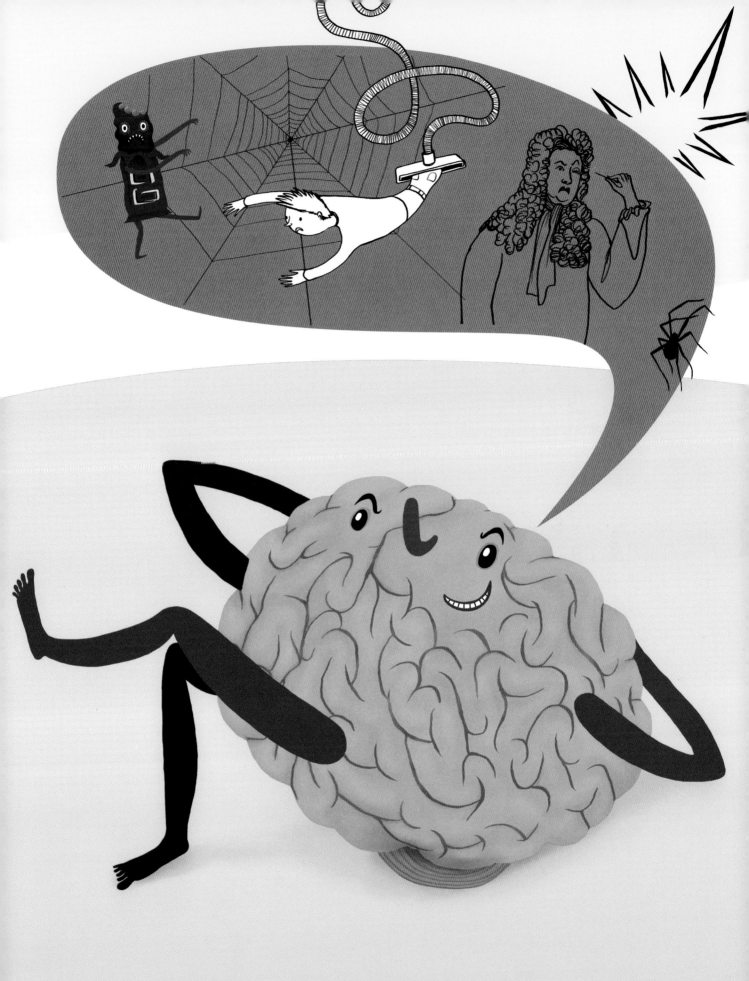

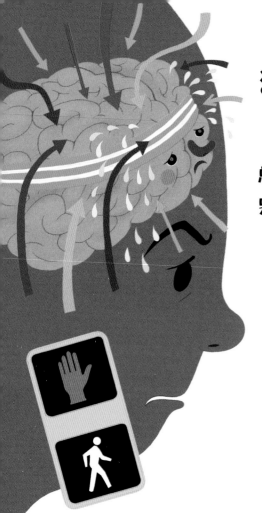

猜谜游戏

你喜欢猜谜游戏吗？反正你的大脑很喜欢。别总以为它是一个冷静又全知的分析大师，大脑也有另一面——是个沉迷猜谜游戏的家伙呢！

怎么看出来的呢？想想吧，你那可怜的黏糊糊的大脑只有大概1千克重，却只能呆在头骨里承受每天好几百万条的信息"轰炸"。为了省时省力，它必须根据了解到的信息做出最合理的推断。

真了不起，你的大脑无不所能！

模式识别功能

有时候，大脑能够找到特定的模式，然后把它和已有的模式进行对比。"模式识别"在大多数情况下都是很有效的，比如下面这段错乱的文字，可难不倒你的大脑。

研究表明：

一组词的文字后先序顺并不重要，

只要词组的第一个字

和最一后个字没位错可就以。

不过这种功能也不是时时奏效，有时候它会让你从某件事物上联想到不相干的东西，因为你很熟悉这种模式。比如你会从某片云朵、某块食物、某个日用品上看到人脸。这种现象被称作"幻想性视错觉"，神经学家们认为它发生在大脑的颞叶区，那里存在着大量渴望识别面孔的神经——毕竟人类都是社会动物嘛！

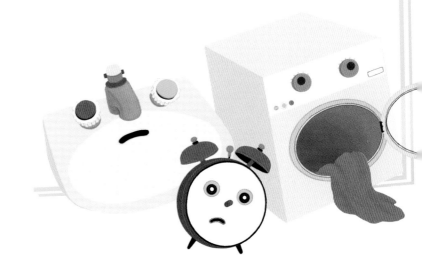

神奇的面孔

　　大脑的面部识别功能也不总是准确无误的。看看右边这副面孔，你是不是认为她在微笑？把书倒过来再看看……没想到吧！是不是奇怪刚才怎么没发现？因为你的大脑在辨认出眼睛、嘴巴这些熟悉的面部特征之后，立马就做出了"这是一张正常面孔"的错误判断。真是太大意了！

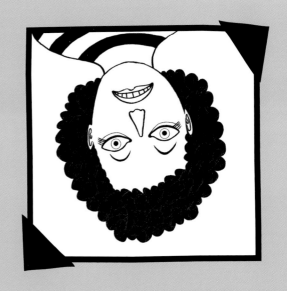

"脑补"高手

　　不过，你的大脑确实是个"脑补"高手，即便接收到的知识、图像和声音信息不完整，它依然可以根据自己的预判填补缺失的空白。当然，这个功能虽然强大，但也不是完全可靠。

　　举个例子，如果眼睛提供的信息不够完整，你的大脑就会用最合理的判断来完善缺失的部分。

你是不是看到了两个三角形？又被骗了吧！它们只是你"脑补"出来的假象，图里其实只有3个不完整的黑色圆片和3个简易的箭头罢了。

这个长满突刺的狼牙球只存在于你的想象里。

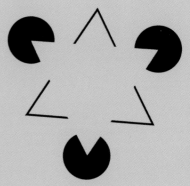

这些图只是由黑白相间的细线条组成，而不是椭圆形、长方形和圆形。

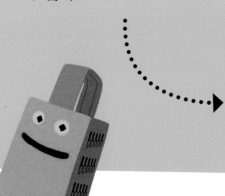

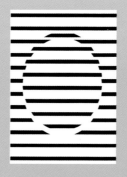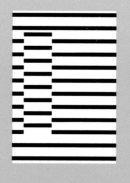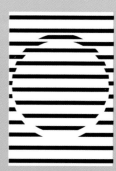

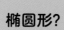

椭圆形?　　　　　长方形?　　　　　圆形?

爱做假设的大脑

　　大脑的部分猜想工作建立在假设的基础上，这样的好处是反应速度非常快，但是这种依赖过往经验进行假设和猜想的"捷径"有时是靠不住的。你的大脑会利用假设来理解图像、声音和事件，本意是让你理解得更快，却没想到有时反而让你"误入歧途"。

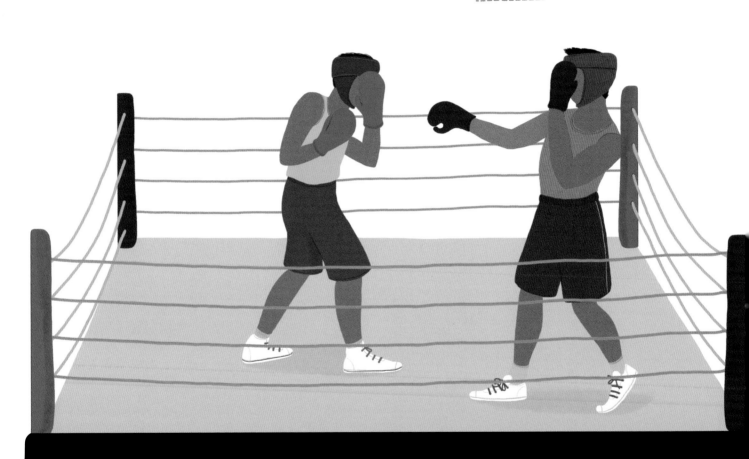

比如，请你试着回答下面的谜题。

拳手A是拳手B的儿子，但是拳手B却不是拳手A的父亲？这是怎么回事呢？

答案：拳手B是拳手A的母亲。

透视意味着更客观？

你的大脑在解读一个画面时，常常是基于眼睛传来的信息做出假设。我们的眼睛看到事物的原理是遵循透视法则的——事物的轮廓线会受距离远近和光影明暗的影响。如此一来，大脑也很容易被视错觉愚弄。试试下面的小游戏，看看你的大脑会不会上当吧。

跷跷板观察

看一看右图的跷跷板，你觉得哪一边矮呢？仔细观察完再用尺子量量看。没想到吧，其实跷跷板的两边一样高，板面是水平的。原来，是黑白线条的角度和右上角的黑色三角板，让你的大脑产生了误判。

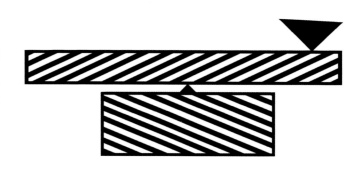

长桌和短桌？

下面哪张桌子更长呢？其实它们是一样长的！在透视法的影响下，你的大脑会认为左边的桌子延伸到了更远的地方。由于纵向线条看起来比横向线条更长，所以你会误以为左边的桌子比右边的长。

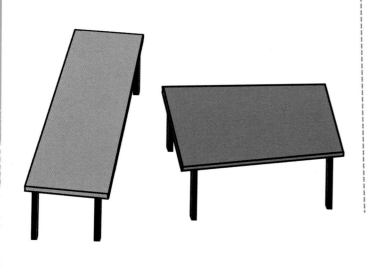

棋盘错觉

下图是著名的爱德华·H.阿尔德森棋盘错觉：A和B两个方格，哪一个的灰度更浅呢？这还用说，当然是B看起来更浅咯！然而让人惊讶的是，A和B的灰度其实是完全一样的！你之所以觉得B比A颜色浅，是因为你的大脑认为B是一块处在圆柱休阴影下的浅色方格，错觉就这样产生了。

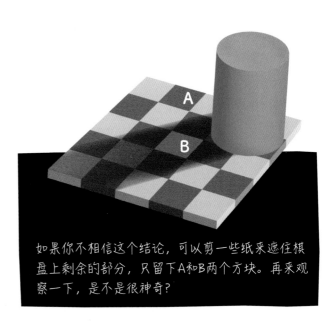

如果你不相信这个结论，可以剪一些纸来遮住棋盘上剩余的部分，只留下A和B两个方块。再来观察一下，是不是很神奇？

不公正的大脑

每天，你的大脑都会萌发出成千上万的想法，有些甚至连你自己都意识不到！然而，这些无意识的想法有时会影响你的决定和判断，从而造成认知偏差。

为什么，为什么，为什么？

这是什么意思呢？

中午吃点什么呢？

大脑的偏见

认知偏差会影响你判断信息、储存记忆和做出决策的方式。下面就是几种常见的认知偏差。

你确定吗？

亲和力偏见（Affinity Bias）是指你更愿意和你相似的人相处，即便有时你没有充分审视对方，也会直接采纳他们的观点。

熟悉度偏见（Familiarity Bias）是指你更容易接受熟悉的事物，并对它们持有更乐观的态度。比如在购物时，你更有可能选择你熟悉的品牌或商品，这就是为什么各大品牌不惜花费重金投放广告，来让你对他们的产品有所印象！

易得性偏见（Availability Bias）是指你容易看重在脑海里闪现的信息，而不是那些能促成你做出正确决定却需要花费很大精力去检索的信息。这个过程就好比你在图书馆里随手抓起一本书，而不是根据主题在书架上搜寻最合适的书。

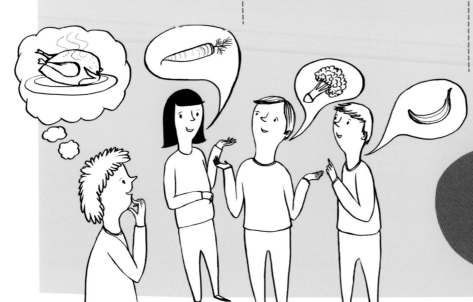

我虽然不是专家，但我认为……

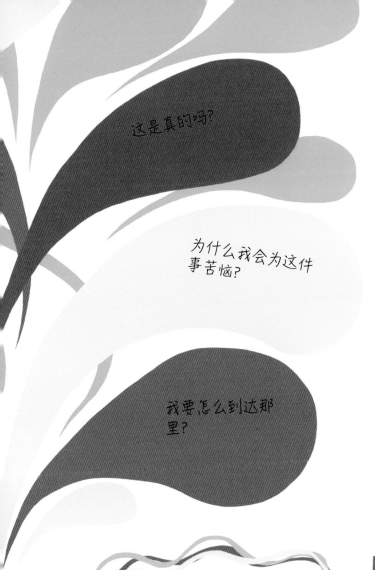

以偏概全

人们更愿意相信那些支持自己观点的信息，这种认知偏差叫作"确认偏误"（验证性偏见）。它会让你忘记要辩证地看待问题，还会阻止你获取更全面的信息以做出准确的判断。

千错万错反正不是我的错

你的大脑还喜欢在事情进展顺利时邀功，在失利时推卸责任！举几个典型的例子：一些技术糟糕的驾驶员常会辱骂其他司机；考试没及格的学生会把责任推给老师、课本，甚至闷热的教室。除了怨天尤人，这种认知偏差还会导致你意识不到自己的错误，从而无法学习和进步。

晕轮效应

这种认知偏差会让你高估那些你比较欣赏的人的言行。因此，你很容易相信名人偶像或是网络红人的观点，尽管他们并不是某些方面的专家。

大脑实验室

记忆一定是真的吗？

认知偏差、认知扭曲和记忆误差会让你歪曲事物的真实情况，或者对没有发生的事产生虚假记忆。其实，你也可以利用暗示来给别人制造一段简单的虚假记忆。请你先写下一些与睡眠有关的词语，例如：床、枕头、打盹儿、打呼噜、小憩、做梦，但是不要写像"睡觉"这样直白的词语。然后让你的小伙伴试着记住这些词，几个小时后让他们复述一遍。你会发现，很多人会把"睡觉"这个词列入其中，这就是虚假记忆的产生。

注意你的言辞

　　世界上只有人类这种生物能自由且熟练地运用视觉语言、书面语言和口头语言。语言是你描述和阐释万事万物的基石——它可以表达万千思绪，议论流言蜚语，还能发号施令。

从聆听到表达

　　语言的听闻、理解和表达分别依赖大脑的不同部位。哪怕只是一句简单的交流或问候，也需要你的大脑贡献力量。

听觉皮层会在几毫秒内接收并处理耳朵发来的声音信号。

信号被发送到你左脑的威尼克区。这个区域主要负责理解语言，识别书面文字。

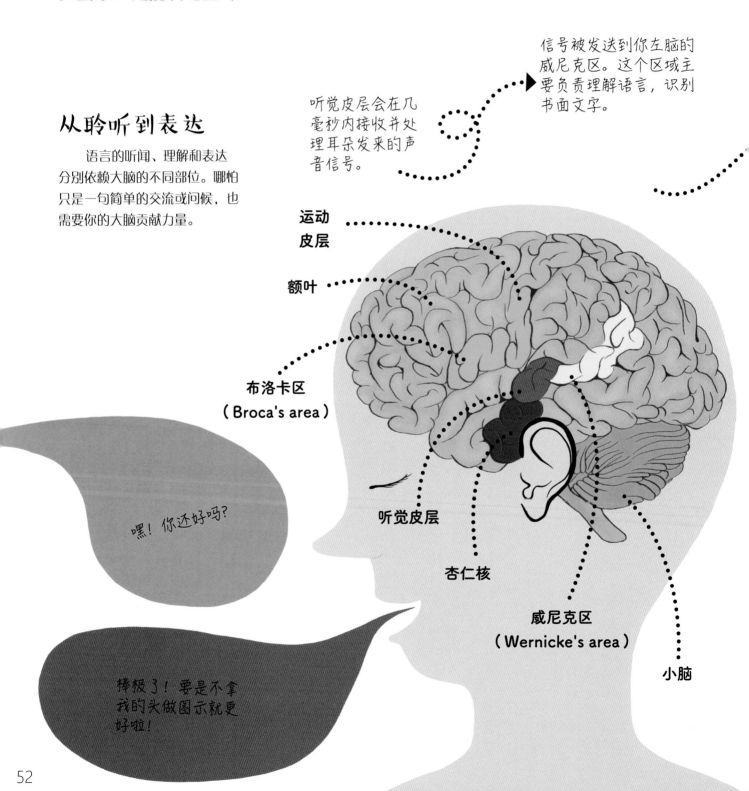

运动皮层

额叶

布洛卡区
（Broca's area）

听觉皮层

杏仁核

威尼克区
（Wernicke's area）

小脑

嘿！你还好吗？

棒极了！要是不拿我的头做图示就更好啦！

世界上有6900多种语言，其中一些语言有数百万人在使用。不过，也有些语言的使用人数很少，比如目前全世界只有8个人会说流利的秘鲁查米库罗语。

非口语交流

口语并不是你唯一的交流方式，面部表情、手势动作、身体姿势（肢体语言）和音调等无关说话内容的元素也能帮你进行非口语沟通。你每天都在无意识地用这种方式进行表达。

语言伴你一生

在你还不到6个月的时候，就能听辨出很多基础语音了；两岁的时候你大概能知道300个词；等你读到高中时就能认识6000多个中文字啦！在你的童年和青少年时期，大脑比较擅长学习第二语言甚至第三语言。比利时的约翰·范德瓦尔（Julian Vandewalle）先生就能用22种语言跟人交谈！

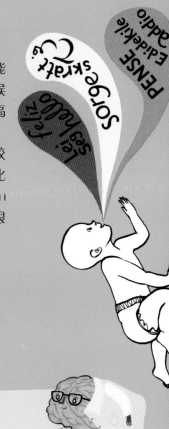

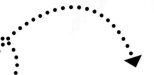

你的杏仁核（翻到第19页回顾杏仁核的其他功用）会识别说话者的情绪基调，判断对方的语气是带有攻击性的还是友好的；是善意幽默还是挖苦讽刺。

为了更全面地理解你所听到的语言，大脑还会检索过往的记忆。这时就轮到额叶（翻到第10~11、31、33页回顾额叶的其他功用）整合记忆，帮你充分理解话语。

大脑选择好你想要回应的话语后，布洛卡区会支配你的喉咙、口腔和嘴唇做出相应的发声动作。

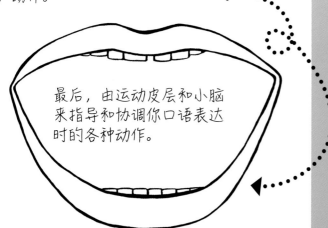

最后，由运动皮层和小脑来指导和协调你口语表达时的各种动作。

大脑实验室

厉害的女生！

请找来十二三岁的男孩和女孩各一位，让他们在90秒内尽可能多地用"脑"字组词，猜猜谁会表现得更好呢？一般来说，这个年纪的女孩的大脑中拥有更发达的语言处理机制，整整领先男孩18个月！不过男孩也不用着急，青春期开始后你们的脑力就会赶超上来。

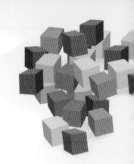

智能大脑

你和你的老师、朋友甚至对手都很有智慧和能力，这意味着你们能够对所学知识加以运用，理解复杂的思想和因果缘由，还能衡量并判断这世上的万千事物。

多元智能论

许多专家认为，人的智能领域是非常多元的。所以你既能拥有语言智能（语言的理解和表述技能），也能拥有音乐智能（识别和应用韵律、音调和音符的技能），是不是觉得很厉害！不过不同智能的水平有可能是参差不齐的，比如，你可能是个文字天才，却时常为了数学犯难，或是五音不全。

了解自我和他人的智能

还有的智能会帮你觉察自身（自我认知智能），理解他人行为（人际智能）。后一种智能水平高的人比较善于交际，喜欢与别人沟通，能很好地理解他人（即便对方没有说话）并进行换位思考。你是这样的人吗？

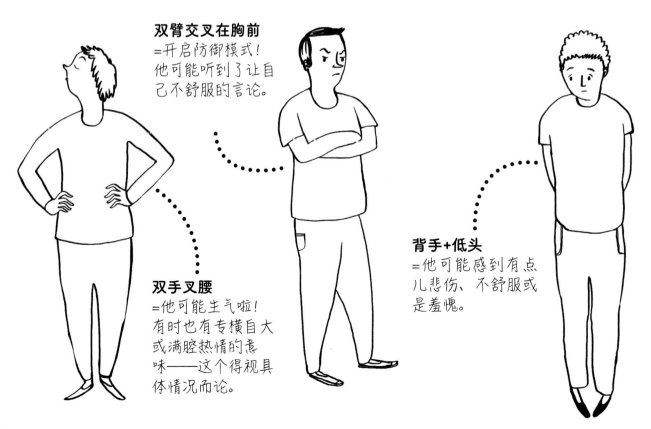

双臂交叉在胸前
=开启防御模式！他可能听到了让自己不舒服的言论。

双手叉腰
=他可能生气啦！有时也有专横自大或满腔热情的意味——这个得视具体情况而论。

背手+低头
=他可能感到有点儿悲伤、不舒服或是羞愧。

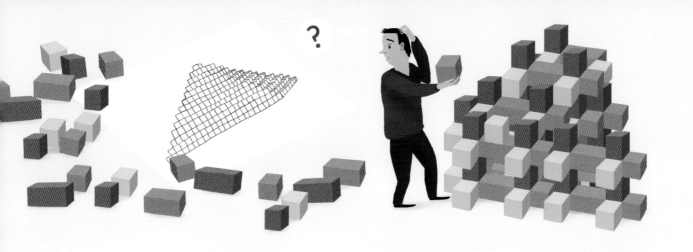

迷恋数字

数理逻辑智能是一种处理数据求和、方程式运算和逻辑论证等数学问题的能力。它可以帮人们发现数据模式，进行繁复计算并对科学和工程问题进行分析。下面就来测一测你的数理逻辑智能吧：请你试着用八个8和四个运算符号来构建一个总和为1000的等式。

空间感知

视觉空间智能可以帮人理解、判断甚至运用形状、空间和图像信息。有了这种智能，人们就可以发现发生在个体、位置和物体上的微小视觉变化；也可以解读地图、图表和图例；还能在骑车等运动过程中判断速度和距离。

答案：888+88+8+8+8+8=1000

大脑实验室

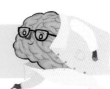

3D钻石

视觉空间智能的其中一个作用是帮你在脑海里随意切换事物的二维和三维画面。又到了试一试环节：你知道左边这幅平面图，是下面哪颗钻石的吗？

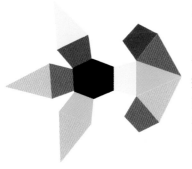

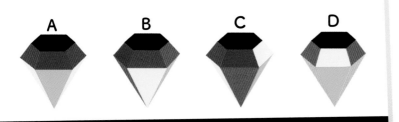

答案：B

聪明人也会犯蠢

聪明人的确拥有强大的智能，但这并不代表他们不会做出愚蠢的决定或无脑的行为。你熟知的科学天才艾萨克·牛顿（Isaac Newton）就曾经用针戳过自己的眼睛。想想都觉得疼！所以找对智能的用武之地才是最重要的。

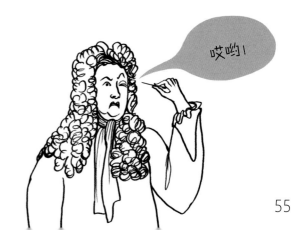

哎哟！

问题解决大师

解决问题的方式多种多样，你的大脑会在众多备选方案中权衡利弊、计算得失，然后选择出最优路径……大多数情况下，大脑得出的策略都是行之有效的。

不断试错的大脑

你的大脑能够识别出问题的模式，还能发现问题与你记忆中已有信息的联系，这些都有助于生成解决问题的方案。有时，你可能需要反复试错，不断测试备选方案的可行性，这样即使你失败了，从中学到的有用的部分也能成为你的经验教训，它们将帮助你顺利地进行下一次尝试。

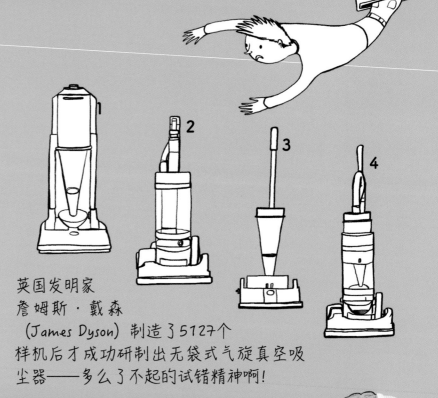

英国发明家詹姆斯·戴森（James Dyson）制造了5127个样机后才成功研制出无袋式气旋真空吸尘器——多么了不起的试错精神啊！

大脑实验室

柠檬中的逻辑

逻辑思维可以帮你在已知信息的基础上得出新的结论。你的大脑就经常依靠逻辑思维来解决数学问题和其他难题。举个例子，嘉丽有一箱柠檬，她在市场上卖掉了半箱，又挑了剩下的四分之一送人，后来在回家的路上弄丢了4个柠檬，最后还剩11个。请问她最初有多少个柠檬呢？

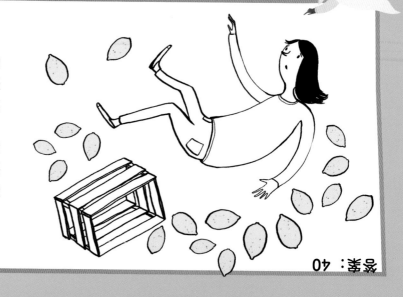

答案：40

答案不止一个

有时候，你的大脑也会遇到难题——那就是得出两种似乎都是正确的答案。比如一张视错觉图片就能让你的大脑无法确定结果而产生模棱两可的感觉。现在请你观察右侧的第一张图片，是一樽花瓶还是两张人脸呢？第二张图片到底是鸟还是兔子呢？两幅图片的两个答案也许都是正确的！

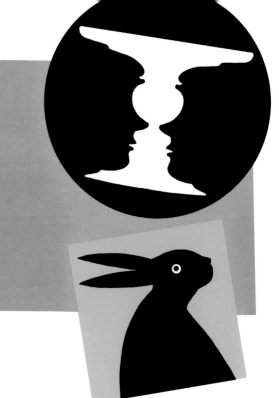

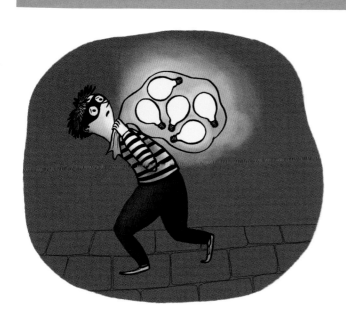

头脑风暴

这种思维方法鼓励大家提出尽可能多的初步想法和方案，而不是一开始就被固有观念所禁锢。同时，这也是一种非常好的团体协作方式：等每个人都表述完自己的想法后，再折返回去从细节评估每种想法的优缺点，更有可能产出一个集各家所长的出色方案。

打破陈规

当你解决问题的思路卡住了，不妨试着从其他角度想想办法，这就是"横向思维"。你可以从最喜欢的方案开始反推，或是先弄明白问题出现的原因。比如，纽约地铁的灯泡有段时间总是被盗，市政官员找到了问题的关键——地铁灯泡和家用灯泡是可以通用的！这种解决问题的思维方式叫作横向思维。后来，他们把地铁灯泡换成了一种家庭无法使用的特殊灯泡，失窃现象也就不再发生了。

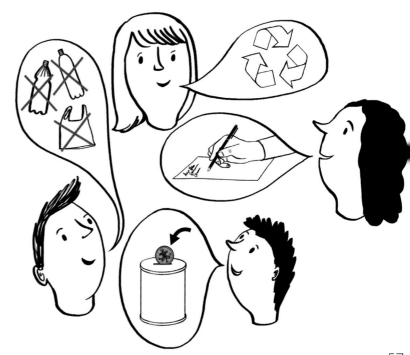

奇思妙想

　　创造力是一种让你不断冒出新点子的能力。可别小瞧你的这些点子，它们有的可能微不足道，有的却非常实用，甚至能改变生活。其实不止有音乐家、艺术家和作家这样的人需要创造力，许多科学和数学难题的突破也都离不开创造思维。

创意连接

　　你的创造力大爆发并不能具体归功于你大脑的某个区域，而是因为大脑的不同区域之间突然建立起了连接，才让你产生了意想不到的独创想法。等你到了青春期，大脑还会经历许多变化和重塑，所以青少年被称为"最具创造力的人群"也就不足为奇了。

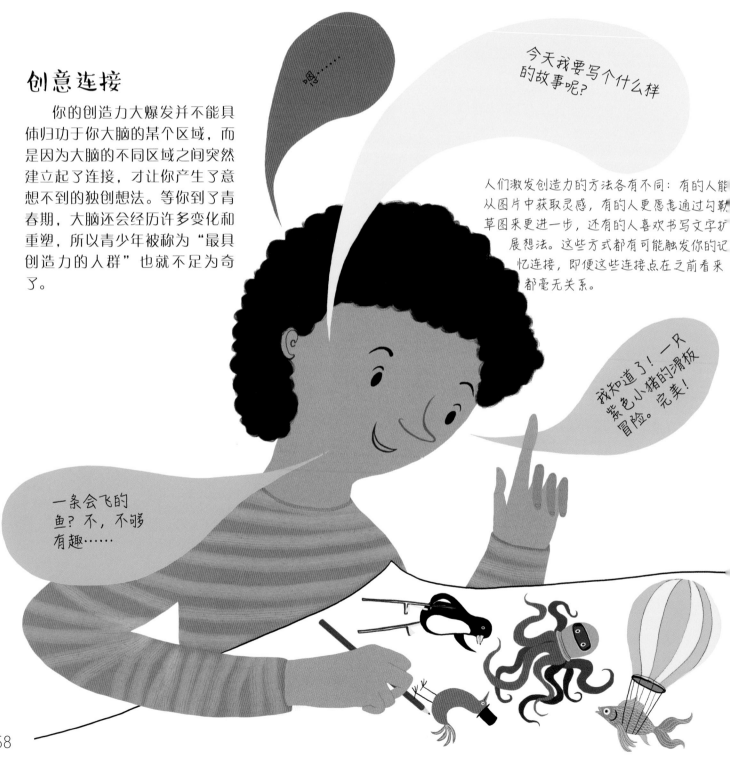

嗯……

今天我要写个什么样的故事呢?

人们激发创造力的方法各有不同：有的人能从图片中获取灵感，有的人更愿意通过勾勒草图来更进一步，还有的人喜欢书写文字扩展想法。这些方式都有可能触发你的记忆连接，即便这些连接点在之前看来都毫无关系。

我知道了！一只紫色小猪的滑板冒险。完美!

一条会飞的鱼？不，不够有趣……

脑电波

脑电图仪可以通过放置在头皮上的电极观测到一种叫作"脑电波"的图形波纹，由此显示出大脑的电生理活动。大脑会在你忙碌的时候产生β波（贝塔波），极度兴奋的时候产生γ波（伽马波），灵光闪现的时候产生α波（阿尔法波）——这个时候你的大脑通常比较放松，思维也更有可能开发出新的可能性。

放轻松……

著名作曲家伊戈尔·斯特拉文斯基（Igor Stravinsky）在创作新音乐前，会用倒立的方式理清思绪。有的人则喜欢通过散步、沐浴、打扫卫生或干农活来产生α波。1990年，美国宇航局工程师詹姆斯·H.克罗克（James H. Crocker）就是在洗澡时想出了修复哈勃空间望远镜的办法，让它能拍摄出更清晰的照片。

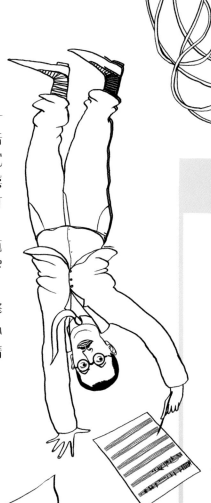

大脑实验室

发挥想象力

来发挥你的创造力吧！试试改写一首歌曲的歌词，编写一个奇怪的故事，或是想象一个现今世界上还没出现的伟大发明。多思考一下"如果……会怎么样？"，比如"如果宠物会说话会怎样？"。你的大脑平时在熟悉的事物上花费了很多时间，而这种思维训练可以帮你跳脱固有的思维模式，自由地获取新选择。

如果地球上没有重力会怎样？

大脑也是有情绪的！

情绪是一种特别强烈的身体感觉，它们来自你大脑深处产生的各种信号。专家们认为人类有6种基本情绪，即愤怒、愉悦、惊讶、厌恶、悲伤和恐惧。

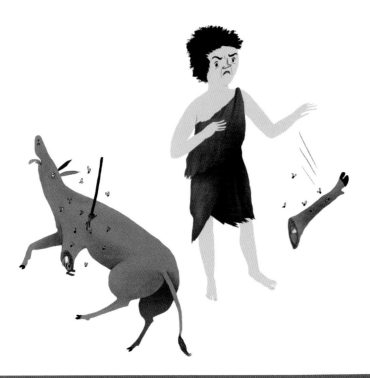

情绪是生存的手段

你的基本情绪并不需要刻意召唤，它们早就成为了帮助人类生存的最直接方式。比如，惊讶可能会让你把所有注意力集中在某件事物或某种情况上，这样你就能判断它们是会伤害你还是帮助你；恐惧会给你力量对抗威胁；厌恶则会让你有意识地远离有害的腐烂食物。怎么样，情绪是不是非常有用呢？

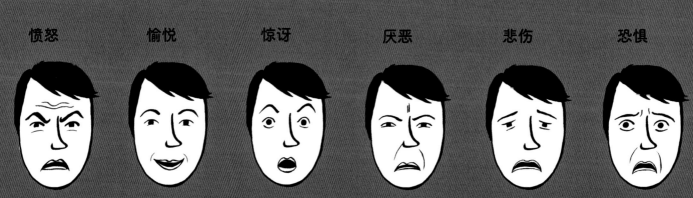

| 愤怒 | 愉悦 | 惊讶 | 厌恶 | 悲伤 | 恐惧 |

情绪化反应

大脑的边缘系统会驱动情绪的产生，它会在你体内传递化学物质以催生身体反应。比如，在发怒的时候，你的脸可能会涨红；在你有厌恶情绪的时候，胃里可能会一阵翻腾让你觉得有点儿恶心……通常情况下，这些身体反应还会伴有明显的面部表情变化。

心情日记

强烈的情绪通常不会持续太久，它们会让你的身体迅速做出反应，然后就慢慢放松下来。当你的情绪变得更温和，状态持续时间变得更长，"心情"也便就此形成了。你那偏心的大脑更容易回想起与你当下心情相匹配的记忆——所以在你心情差的时候，也更容易回忆起其他糟糕的往事。

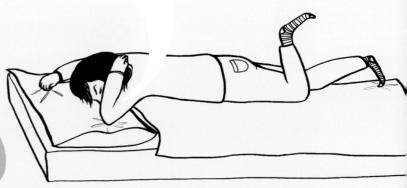

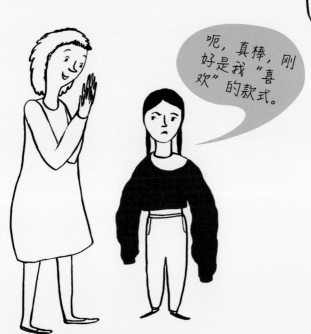

呃，真棒，刚好是我"喜欢"的款式。

情绪掌控

有时候控制情绪是很难的，但你可以先试着控制自己对情绪的反应。比如，关闭愤怒的"闸门"，以防事态变得更糟糕。为了避免伤害别人，你可以在情绪还能被控制的时候把它藏起来。

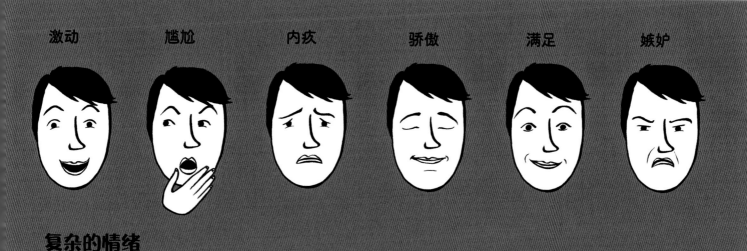

| 激动 | 尴尬 | 内疚 | 骄傲 | 满足 | 嫉妒 |

复杂的情绪

还没完呢，除了6种基本情绪，你还会感受到许多其他更复杂的情绪，包括激动、骄傲和嫉妒等。还有一些情绪，比如尴尬和内疚，一般是在你说了某句话或做了某件事之后才会感觉到。无论是哪种情绪，都会影响你对自身行为和选择的感受，还能帮助你从经验和错误中学习反思。

做出正确的选择

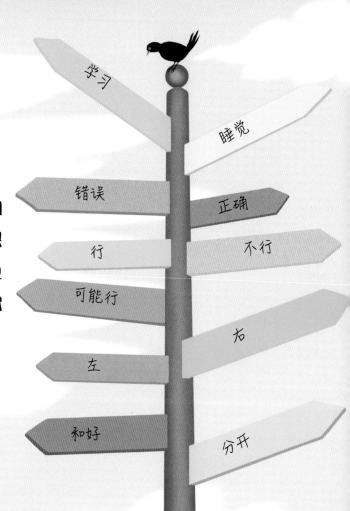

等你到了青少年时期，情绪会变得更加丰富，个性也会相对独立。那时候你会结识很多新的朋友，拥有更多新的经历，同时也会面临一些新的问题和抉择。这就意味着你要不断地做决定。

少年们为何如此情绪化？

青少年会经历身体、生活、观念和社会群体上的诸多变化与挑战，这些都会引发他们的强烈情绪。与此同时，青少年的不同脑区的发育水平也参差不齐，这也是导致他们情绪化的原因之一。

情绪平衡

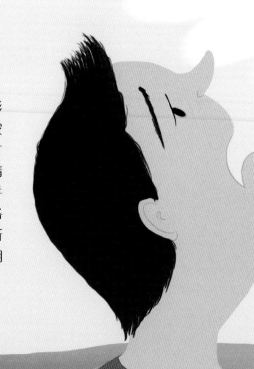

产生情绪的大脑边缘系统其实形成得很早，但是控制情绪的前额叶皮层（额叶的一部分）直到二十多岁才会发育成熟。这部分除了能够控制情绪，还能帮你计划未来、分析得失并做出决策。所以，青少年不仅拥有各种情绪，而且还欠缺控制情绪和分析问题的脑部工具，难怪人们说青春期是个"可怕"的时期啦！

眼前，当下，现在！

青少年容易受到当下情绪的驱使而不顾未来结果，做出冲动的决定。其实不仅仅他们会这样——各个年龄段的人都容易在做决策时，只考虑当下收获，而忽视长远价值，这就是人们所说的"延迟折扣"。

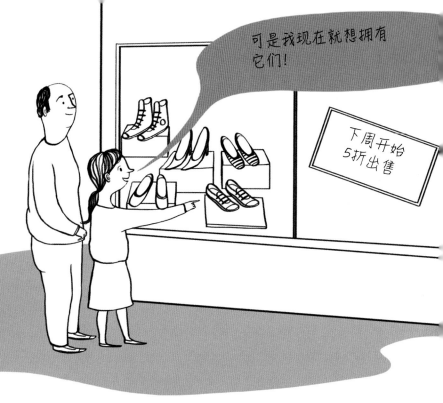

可是我现在就想拥有它们！

下周开始 5折出售

情绪和记忆

情绪会影响你召唤记忆，进而影响你决策。带有强烈情绪的记忆会更深刻，也会显得更为重要（翻到第39页回顾"深刻的记忆"）。相比之下，那些情绪色彩没那么浓的记忆就更容易被忽略——而这些记忆中也许隐藏着对你决策至关重要的信息。

年龄较大的人对自己青少年时代的记忆会更为生动，那时的他们情绪非常鲜活——这就是"怀旧性记忆上涨"。

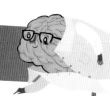

大脑实验室

近来可有烦心事？

请你回忆一下最近的某个时刻或是某个情景：你在那时产生了强烈的情绪波动，甚至做出了让你后悔的决定。等你下次再遇到类似情况，可以试试下面的小贴士，看看能否帮你让事情往简单和积极的方向发展。

• 确认你所处的极端情绪是哪一种。

• 想清楚你想要的解决方案或是结果。

• 尽力让自己从引起情绪的事件中抽离——比如转身离开争端现场，或是暂时放下你的烦心事。

• 休息一下，慢慢地做10个深呼吸。

• 跟信任的人倾诉你的感受。

欢乐和冒险

你是一个喜欢寻求快乐的人吗？你的大脑可是给出了肯定的答案。如果你做了有助于自己成长或变强大的事情（比如吃东西和冒险），大脑就会用愉悦感来奖励你。

大脑奖励机制

伏隔核和中脑腹侧被盖区（VTA）位于你的大脑深处，它们是奖赏系统的一部分。从这里产生的奖励信号会通过神经通道（许许多多的神经元相互连接）传送到你的额叶和海马体——还记得吗？你的大部分思维活动就与额叶有关，记忆也要依靠海马体形成。

让你高兴的化学物质

神经通道中的神经元会释放诸如多巴胺、血清素和内啡肽之类的神经递质，这些化学物质能给你带来愉悦、幸福感或放松的感觉。它们其实就是大脑对你行为的奖励，目的是激励你继续努力！

让"刺激"来得更猛烈些吧！

人们对刺激的渴望往往会在青少年时期达到顶峰，因为大脑在那时会产生更多寻求刺激的多巴胺，同时也对多巴胺更加敏感。因而，青少年往往更敢于冒险，勇于挑战新事物。

海马体

伏隔核

多巴胺通路

中脑腹侧被盖区

总有一些人很享受恐怖电影、极限运动和极端游乐设施带来的惊险刺激感。

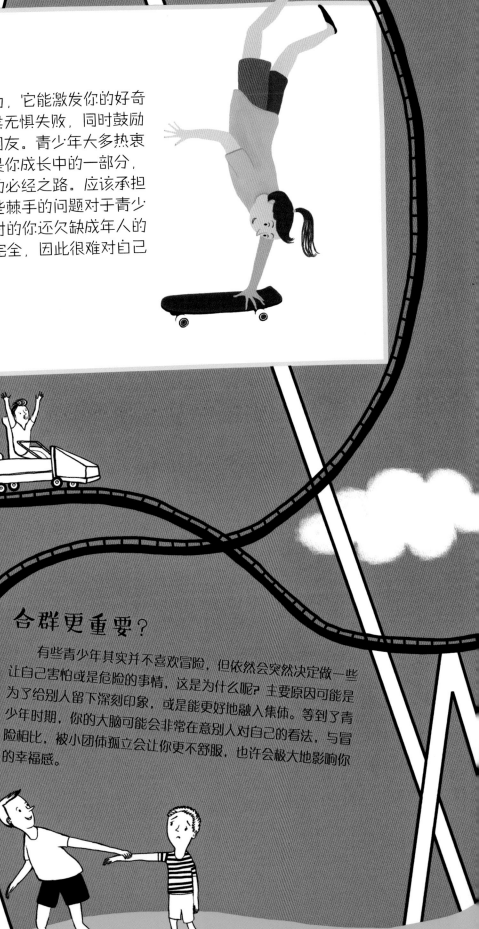

冒险的非凡意义

　　冒险其实是很自然的行为，它能激发你的好奇心，让你在尝试新事物的时候无惧失败，同时鼓励你追寻新的体验、结交新的朋友。青少年大多热衷于体验新事物和冒险，这将是你成长中的一部分，也是你从父母那里获得独立的必经之路。应该承担哪些风险，风险有多大，这些棘手的问题对于青少年来说都是很难判断的。这时的你还欠缺成年人的大脑经验，额叶也没有发育完全，因此很难对自己所做的危险行为踩"刹车"。

合群更重要？

　　有些青少年其实并不喜欢冒险，但依然会突然决定做一些让自己害怕或是危险的事情，这是为什么呢？主要原因可能是为了给别人留下深刻印象，或是能更好地融入集体。等到了青少年时期，你的大脑可能会非常在意别人对自己的看法，与冒险相比，被小团体孤立会让你更不舒服，也许会极大地影响你的幸福感。

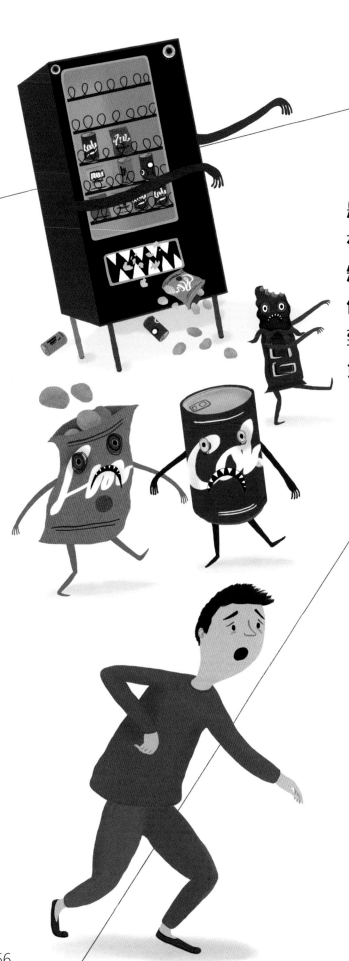

克服恐惧，迎接压力吧！

你有害怕的东西吗？肯定有吧！恐惧是人类的基本情绪之一，也是每个人都会有的一种自然反应。还记得前面提到过的知识吗——恐惧的出现本就是为了保护你。不过当恐惧升级成了压力、惊恐感甚至成为恐惧症，就会给你和你的大脑造成负面的影响。

真的可怕吗？

满脑子都是恐惧可是会影响你做出判断的。你会仅仅因为某个东西可怕而严重夸大它可能带来的风险。其实，割草机或自动售货机事故造成的人员伤亡可要比鲨鱼造成的人员伤亡多不少。但你会因为鲨鱼可怕就高估它们风险，也会因为一些东西看起来不可怕而低估了它们的风险，比如流浪狗。

恐惧症

恐惧症可不只是简单的恐惧，它会让患者对某些特定的对象产生强烈的恐惧情绪，即便害怕的事物并不存在真正的风险，患者依然会想尽一切办法来躲避。有的恐惧症比较常见，比如蜘蛛恐惧症、幽闭恐惧症和恐高症，还有的就比较罕见，比如奶酪恐惧症、小丑恐惧症，还有……纽扣恐惧症！

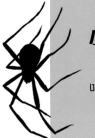

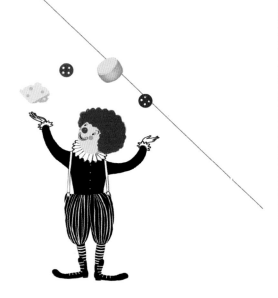

压力会让人崩溃吗？

精神紧张是你遇到压力或生活变动时可能会产生的一种身体反应。学习成绩、朋友关系、工作烦恼、自我批评和对家人的失望都可能让你感到压力。由此引发的焦虑和恐惧、愤怒一样，都会触发你做出"战斗或逃跑"的反应（见第68～69页）。其实每个人都会有压力，有时压力可以激励你更努力地工作，甚至敦促你解决掉拖延了很久的棘手问题。不过有的人总是觉得压力如影随形，他们经常沮丧、疲惫，甚至没办法正常睡觉、吃饭与社交。强烈的高压让他们突然极度焦虑，这是恐慌症的表现。

小贴士

呼吸：尽可能放轻松，比如进行简单的呼吸练习，以免压力升级。

运动：很多人在散步、跑步或体育比赛后都会平静很多，心里也会更好受些。

倾诉：承认自己压力大并不是什么丢人的事，你可以找信任的人倾诉一番。

采取行动：学着务实一点儿，试着把大难题拆分成小问题，尽力把能解决的先解决掉。

做喜欢的事：能让你在不堪重负的时候得到一丝喘息。

休息：高质量的睡眠可以帮你把压力转化为动力。

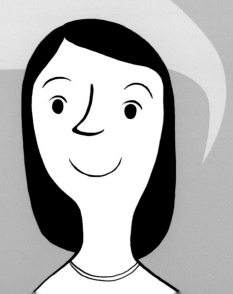

呼，感觉好多了！

要么战斗，
要么闪退

你的身体和大脑装备了一个巨大的红色紧急按钮。当你陷入危急情况时，红灯就会亮起，让你进入极度紧张状态——这可不是你能决定的。这个时候你会做出一系列应激反应。

你的大脑里有一处形状类似杏仁的微小区域，叫作"杏仁核"，你的应激反应就是从这里产生的。杏仁核会命令额叶解读你受到的威胁，同时发送信号敦促肾上腺释放化学物质（主要是荷尔蒙激素）在你体内流窜。你也会因此出现一些生理变化，来为突如其来的挑战做准备。

大脑
全面启动！你的警觉状态达到顶峰，可以在瞬间做出决定。你还有可能觉得自己的脾气变大了。

耳朵
你的听觉会变得敏锐，任何危险信号你都会注意。

肺部
你的呼吸会变得局促，这样是为了运输大量的氧气到血液里。

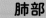

眼睛
你的双目瞳孔会放大，让更多光进入眼睛，从而使你看得更清楚。与此同时，你的周边视觉（视野边缘）也会变得更加清晰。

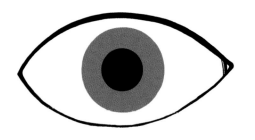

等到危险过去，你的身体会花费 15～60 分钟回到放松状态。

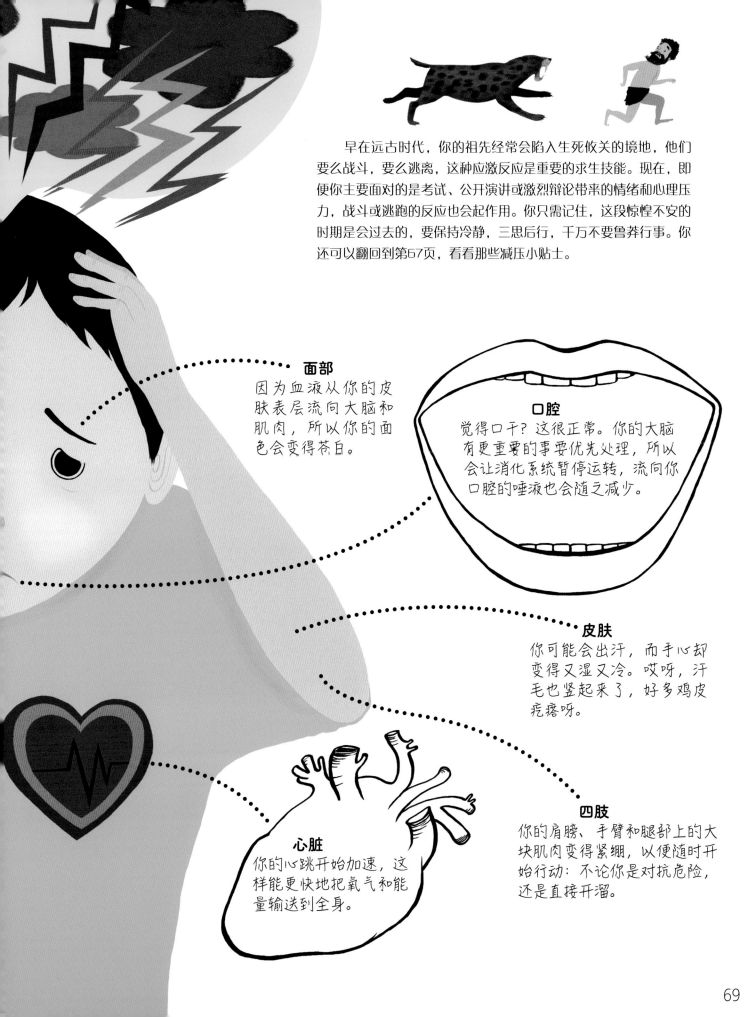

早在远古时代，你的祖先经常会陷入生死攸关的境地，他们要么战斗，要么逃离，这种应激反应是重要的求生技能。现在，即便你主要面对的是考试、公开演讲或激烈辩论带来的情绪和心理压力，战斗或逃跑的反应也会起作用。你只需记住，这段惊惶不安的时期是会过去的，要保持冷静，三思后行，千万不要鲁莽行事。你还可以翻回到第67页，看看那些减压小贴士。

面部

因为血液从你的皮肤表层流向大脑和肌肉，所以你的面色会变得苍白。

口腔

觉得口干？这很正常。你的大脑有更重要的事要优先处理，所以会让消化系统暂停运转，流向你口腔的唾液也会随之减少。

皮肤

你可能会出汗，而手心却变得又湿又冷。哎呀，汗毛也竖起来了，好多鸡皮疙瘩呀。

四肢

你的肩膀、手臂和腿部上的大块肌肉变得紧绷，以便随时开始行动：不论你是对抗危险，还是直接开溜。

心脏

你的心跳开始加速，这样能更快地把氧气和能量输送到全身。

糟糕，程序出错啦

人类的大脑确实很了不起，不过在有些时候，如果大脑的部分区域运转失常，你就会产生一些怪异的想法和行为。

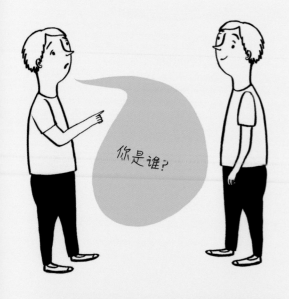

卡普格拉综合症/替身综合症（Capgras syndrome）患者会坚称自己的爱人是别人冒名顶替的。

静止的生活

视觉是你的基础感觉，不过对有的人来说，他们的视觉是无法有效工作的。比如运动盲视症（Akinetopsia）患者就看不见动态的物体，世界在他们眼中就是一系列静止的图像。

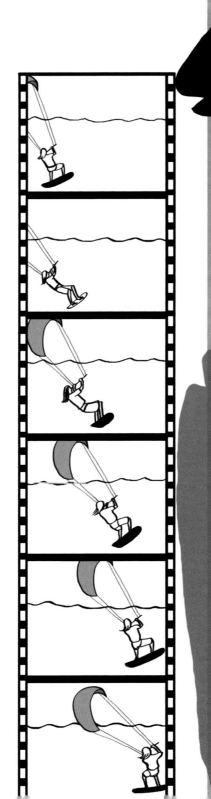

半个世界

一些半个大脑受损的人会忽略他们周围一半的世界，这意味着他们无法注意到身体某一侧发出的信号。比如，患有这种疾病的人可能只会吃盘子里一半的食物，即使他们双眼视觉正常，也发现不了另一边的天地。

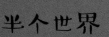

脸盲

患有脸盲（Prosopagnosia）的人可能连自己亲人的脸都认不出来，更别说区分其他人的容貌了。有时他们甚至认不出镜子里的自己，所以平日就只能靠声音或气味来认人。

如果大脑积水……

重度儿童脑积水（一种脑脊液在颅骨内积聚的病症）会限制大脑发育甚至损害大脑。不过，有极少数大脑发育未过半的人依然过上了相对正常的生活。

感同身受

镜反射触觉联觉症（Mirror-touch Synaesthesia）患者几乎能够完全感受到另一个人所经历的感觉。当他们目睹别人摔倒时，自己也会觉得疼；看到别人拥抱时，自己也会体会到被拥抱的感觉。不过，这种疾病的重度患者连看别人吃东西都不行，因为他们会觉得自己嘴里也塞满了食物。

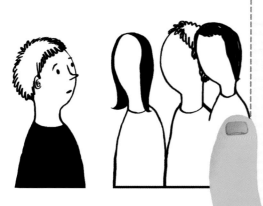

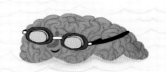

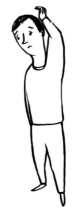

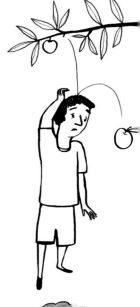

手不听使唤!

异手症（Alien Hand Syndrome）患者的一只手臂会不受支配，总是不由自主地做一些动作。比如有的患者刚用可支配的那只手搭好了东西，却马上又被另一只手毁掉。有时候，那只不听使唤的"异己手"还会殴打患者自己！

大脑实验室

渐行渐远的熟悉感

大多数人的大脑都有这个怪异之处，那就是让熟悉的东西变得陌生。你可以试着把一些常见的词语，比如汉堡、可乐或者咖啡快速念上40遍，然后你就会发现这个原本熟悉的词听上去有点奇怪甚至陌生，就好像你第一次知道它一样。

写在最后

古埃及人从逝者的鼻孔里拽出脑子来扔掉，这已经是很久很久以前的故事了，在那之后的漫长岁月里，人们对大脑的认知一直在不断进步。现在你也已经知道，大脑掌控着你身体的每一个部分，它生成记忆又储存记忆，同时管理着你的思维和感受，还会为你做出所有的决定。总而言之，正是大脑造就了你呀。大脑万岁！

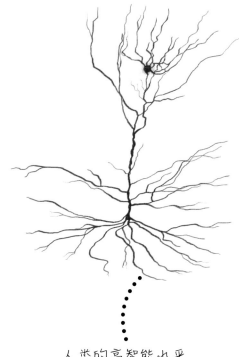

人类的高智能水平似乎跟玫瑰果神经元的存在有关系吗？在未来的岁月里，它将成为科学家们努力研究的对象。

一切也才刚开始

不过别太自以为是，大脑还有很多你不知道的事：比如它究竟是如何运转的？它为什么会"死机"？怎样才能提高大脑的性能或是修复它的损伤？人们在探索大脑的路上不断有新突破，未来也不会停歇。2018年，科学家又发现了一种只存在于人体的新型脑细胞——玫瑰果神经元。

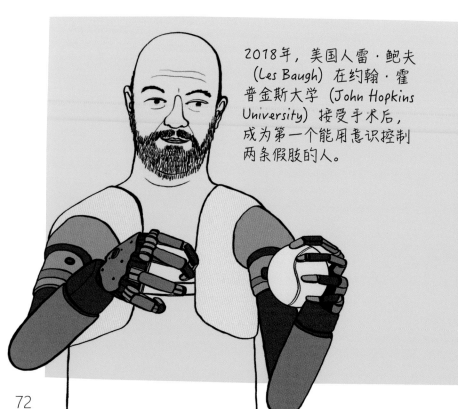

2018年，美国人雷·鲍夫（Les Baugh）在约翰·霍普金斯大学（John Hopkins University）接受手术后，成为第一个能用意识控制两条假肢的人。

意识机器

未来，人脑的运作可能会和新兴科技结合在一起。科学家正在尝试通过"神经植入"的方式，把大脑和电脑及其他机器连接起来。这样人体内的电信号就能从神经传导到电路里，由此来控制机器；瘫痪的病人也可以直接通过意识发送电子邮件。以后，植入技术也许还能让电信号绕过受损的神经和大脑区域，没准还能增强脑力，提高记忆力呢。

作者的寄语

好啦，你瞧，你有一个神奇的大脑，它强大又独特，即便偶尔也会犯点儿小错误，却有一脑子的鬼把戏。你要珍惜它，欣赏它，呵护它——毕竟，是它造就了你，让你成为"你"！

说到你，亲爱的小读者，我希望你在看这本书时能收获一段愉快的阅读体验，毕竟我的调研和写作体验都还不错。当得知我们的大脑也会犯各种错误时，我很惊讶。但是大脑又会不断地学习改进，这让我很震撼。而且它每天要完成那么多的任务和工作，真的让我很佩服……了解到这些后我就陷入沉思：往后的日子我要怎么做才能充分利用好我这小小的脑子呢？毕竟拥有自然界最复杂、最了不起的宝贝，还不好好想想怎么利用，那岂不是太傻了？

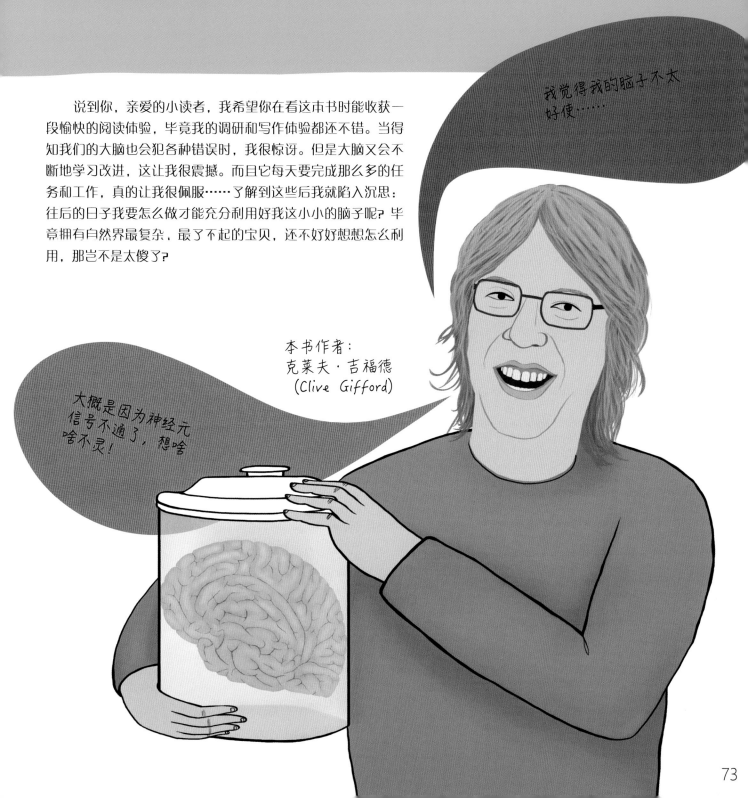

我觉得我的脑子不太好使……

大概是因为神经元信号不通了，想啥啥不灵！

本书作者：
克莱夫·吉福德
(Clive Gifford)

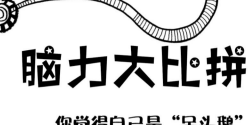

脑力大比拼

你觉得自己是"呆头鹅"还是"机灵鬼儿"呢？不如来做个测试吧！
你有30分钟的时间来答题，全部答完后才能翻到第77页查看答案。不要偷看哟！

1. 找出a和b各自的规律，在横线上填写缺少的字母或数字。

   a）A C E G I _ M

   b）1 2 3 5 8 _ 21 34

2. 来猜迷吧。

   a）你一叫我，我就被打破了。
   "我"是什么呢？

   b）你才是我的主人，但是别人用我用得更加频繁。"我"是什么呢？

   c）什么英文字母人们最喜欢听？

3. 如何只挪动3枚硬币就让这个三角形队形倒过来？

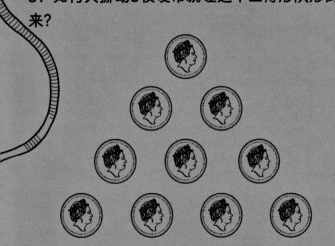

4. 重新排列下列字母，组成两个表示大脑部位的单词或词组。

   a）puma chip sop

   b）etal blooper

5. 下面的立体图形由多少个正方体组成？

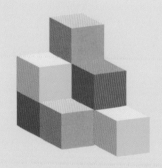

6. 观察下图，彩色标记区域代表大脑的哪个部位？

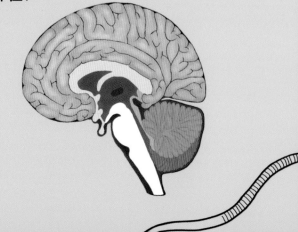

7. 仔细观察下面的图片，你知道第4张图上的动物们一共有多重吗？

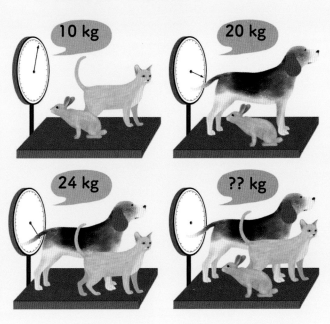

8. 根据图片和数字的排列规律，你知道最后一个三角形上的数字应该是多少吗？

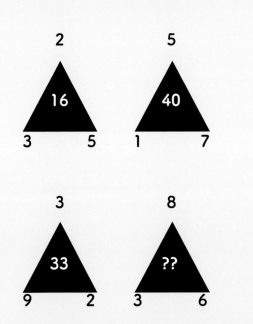

9. 请你遮住上一页的内容，还记得页面上的第一个词是什么吗？

10. 请问图中的汽车停在几号车位？

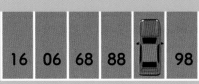
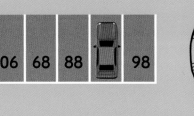

| 16 | 06 | 68 | 88 | | 98 |

11. 请在空格处各填写两个字母，使a和b各组成两个新的单词。

　　a）RIPE__RIDE

　　b）LOUD__ODES

12. 一位母亲和一位父亲有6个儿子，而且每个儿子都有一个妹妹，这家一共几口人？

13. 根据下面的词汇图，你能说出对应的常用词组吗？

　　a）million　　　　b）c o u N t r y
　　　　　　　　　　　c o u t r y

14. 你能只用4条直线就把图中的9个点全部连起来吗？一旦下笔，笔尖就不可以离开纸面哦。

· · ·
· · ·
· · ·

15. 有个人用尽全力把球扔了出去，球没有碰到任何东西，却又回到了他的身边，这是怎么办到的？

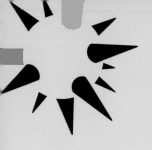

索引

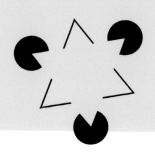

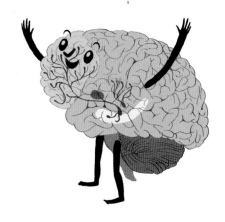

脑力大比拼
参考答案

1. a) K　b) 13

2. a) 寂静
   b) 你的名字
   c) CD

3. （见下图）

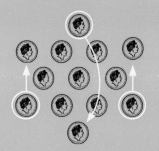

4. a) hippocampus（海马体）
   b) temporal（前额叶）

5. 9

6. 小脑

7. 27千克（兔子=3千克，猫=7千克，狗=17千克）

8. 72（先把三角形底角的两个数字相加，再乘以顶角的数字）

9. 脑力

10. 87（如果把答题页倒过来，你会发现停车位上的数变成了86、88、89、90和91）

11. a) ST（RIPEST，最成熟的；STRIDE，跨过）
    b) ER（LOUDER，更大声的；ERODES，腐蚀）

12. 9位（妈妈，爸爸，6个儿子和1个女儿）

13. a) 百万分之一（1 in a million）
    b) 越野赛（crosscountry）

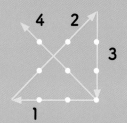

14. （见上图）

15. 冲着天空向上抛出

PENSE
Edddkile
Sorge
skratt
Leli feliz
Seyhallo

术语表

肾上腺（Adrenaline）：

　　一种主要由肾上腺产生的激素。人体会在承受压力或者做出战斗或逃跑的应激反应时释放。

杏仁核（Amygdala）：

　　颞叶中一处小小的杏仁状脑部组织，会负责与情绪、记忆有关的工作。

联想（Association）：

　　因为某个人物、事物或概念而产生其他记忆、感觉或思想。

注意力（Attention）：

　　过滤掉其他无关事物，只专注于某一件事物的能力。

轴突（Axon）：

　　神经元（神经细胞）的一部分，能把神经信号传递出去。

脑干（Brain Stem）：

　　脑干位于大脑下方，连接着大脑和脊髓。

生物钟（Body Clock）：

　　由激素驱使的生命活动模式，会让人在每天的相同时间做固定的事。

细胞（Cell）：

　　一种构成生物体的微小的基本单位。人体就是由成千上万个不同类型的细胞组成的。

小脑（Cerebellum）：

　　人脑中的一部分，能够帮身体协调运动并保持平衡。

端脑（Cerebrum）：

　　人脑中占比最大的部分，是知觉和思维产生的地方，负责解决问题。

胼胝体（Corpus Callosum）：

　　连接左右脑的一大束神经纤维。

树突（Dendrites）：

　　神经细胞上的手指状突起，负责为细胞体接收信号。

脑电图（EEG）：

　　"EEG"是脑电图的英文简称，是一种利用吸附在头皮上的电极来记录大脑电信号的机器。

情绪（Emotions）：

　　身体的强烈内在感觉及其外部表现，比如恐惧、惊讶和愤怒等。

神经胶质细胞（Glia Cell）：

　　为神经元提供营养的细胞。

内分泌系统（Endocrine System）：

　　由不同腺体组成，会分泌一种叫作激素的化学物质，来管理和维护身体各部位的正常运作。

筛选（Filtering）：

　　对大量的想法和记忆进行筛选，删除那些不重要的。

腺体（Gland）：

　　能分泌对身体有用的化学物质的器官。

激素（Hormones）：

　　腺体产生的化学物质，能把信息传递到身体的各个部位。

边缘系统（Limbic System）：

　　边缘系统包括大脑深处的很多个不同部位，它们共同影响着人的行为、情感和记忆。